**PRIYANKA N
JOHN ROSHAN T
ADERSH G.A**

ALVÉOLO - PRESERVAÇÃO EM IMPLANTOLOGIA DENTÁRIA

PRIYANKA N
JOHN ROSHAN T
ADERSH G.A

ALVÉOLO - PRESERVAÇÃO EM IMPLANTOLOGIA DENTÁRIA

ScienciaScripts

Imprint

Any brand names and product names mentioned in this book are subject to trademark, brand or patent protection and are trademarks or registered trademarks of their respective holders. The use of brand names, product names, common names, trade names, product descriptions etc. even without a particular marking in this work is in no way to be construed to mean that such names may be regarded as unrestricted in respect of trademark and brand protection legislation and could thus be used by anyone.

Cover image: www.ingimage.com

This book is a translation from the original published under ISBN 978-620-8-06457-0.

Publisher:
Sciencia Scripts
is a trademark of
Dodo Books Indian Ocean Ltd. and OmniScriptum S.R.L publishing group

120 High Road, East Finchley, London, N2 9ED, United Kingdom
Str. Armeneasca 28/1, office 1, Chisinau MD-2012, Republic of Moldova, Europe
Printed at: see last page
ISBN: 978-620-8-23085-2

Conteúdo

CAPÍTULO - 1

INTRODUÇÃO

Os implantes dentários tornaram-se essenciais na medicina dentária para substituir dentes com falhas e os seus tecidos de suporte, restaurando a função dentária e a estética. Recentemente, a colocação de implantes imediatos e tardios em locais de extração recentes tem sido recomendada para gerir a perda de dentes. Para obter resultados bem sucedidos a longo prazo com implantes dentários, devem ser cumpridos vários critérios anatómicos, estéticos, funcionais e biomecânicos. A qualidade e quantidade de tecidos duros e moles no local recetor são particularmente cruciais para o processo de integração e para a estabilidade a longo prazo dos tecidos peri-implantares .[1]

Quando um dente é perdido, o osso alveolar sofre um processo de remodelação fisiológica, levando a alterações anatómicas específicas na qualidade e quantidade do osso que envolve o alvéolo radicular. Este fenómeno foi relatado pela primeira vez por Johnson em 1969[2] . O osso do feixe, que fica de frente para a superfície da raiz dentro do alvéolo, reabsorve rapidamente em resposta à perda de um dente .[3]

Após a extração de um dente, o osso alveolar sofre um processo mais lento de alterações volumétricas e sofre uma reabsorção residual do rebordo. Para atenuar esta reabsorção externa do rebordo e promover a formação óssea dentro do alvéolo, é efectuado um procedimento denominado preservação do alvéolo. Normalmente, este procedimento é efectuado imediatamente após a extração do dente ou adiado por 6-8 semanas se houver infecções agudas ou outros motivos. Estudos recentes indicam que ocorrem alterações dimensionais mínimas no rebordo alveolar 6-8 semanas após a extração .[1]

O primeiro passo neste processo é a avaliação pré-operatória do doente e o planeamento do tratamento. Isto envolve a seleção da técnica apropriada, do biomaterial adequado, do momento do aumento e a decisão entre a colocação de implantes faseada ou simultânea. A avaliação pré-operatória inclui a avaliação da saúde sistémica do doente e de factores locais, como a morfologia dos tecidos moles, o volume do rebordo alveolar, o contorno do rebordo e a posição dos dentes vizinhos[4] . As técnicas de imagiologia tridimensional, como a tomografia computorizada, a radiografia panorâmica e as radiografias intra-orais, são utilizadas para analisar o defeito. A cobertura adequada dos tecidos moles é crucial para garantir o fechamento primário sem tensão sobre o local do aumento. A realização de enxertos de alvéolos na altura da extração ajuda a limitar a reabsorção óssea .[5]

A preservação do alvéolo pode ser definida como qualquer procedimento realizado no momento ou após uma extração, concebido para minimizar a

reabsorção externa do rebordo e maximizar a formação óssea no alvéolo[6] .
Preservação do rebordo alveolar (ARP) / Aumento do alvéolo / Preservação do alvéolo pós-extração são utilizados como sinónimos de *Preservação do alvéolo extraído (ESP)*.[7,8]

As terapias de preservação do alvéolo visam manter as dimensões dos tecidos duros e moles do rebordo alveolar, que se perdem parcialmente durante o processo fisiológico natural de cicatrização após a extração dentária. Esta abordagem foi descrita pela primeira vez por Greenstein, Ashman e Bruins em 1985, tendo o termo "preservação do alvéolo" sido cunhado por Cohen em 1988 [9].

Esta literatura fornece uma breve visão geral dos fundamentos, indicações, técnicas cirúrgicas, processo de tomada de decisão e evidências recentes relativamente aos vários materiais e técnicas utilizados na cirurgia de preservação do alvéolo cirúrgico.

REFERÊNCIAS :

1. Ucer, C.; Khan, R.S. Aumento do alvéolo de extração com fibrina rica em plaquetas autóloga (PRF): O fundamento do aumento do alvéolo dentário. Dent. J. 2023, 11, 196.

2. Johnson, K. Um estudo das alterações dimensionais que ocorrem na maxila após a extração de dentes. Aust. Dent. J. 1969, 14, 241-244.

3. Marrelli, M.; Tatullo, M. Influência do PRF na cicatrização de tecidos ósseos e gengivais. Clin. Histol. Eval. Eur. Rev. Med. Pharmacol. Sci. 2013, 17, 19581962.

4. Tonetti MS, Jung RE, Avila-Ortiz G, Blanco J, Cosyn J, Fickl S, Figuero E, Goldstein M, Graziani F, Madianos P, Molina A. Management of the extraction socket and timing of implant placement: Relatório de consenso e recomendações clínicas do grupo 3 do XV Workshop Europeu de Periodontologia. Jornal de periodontologia clínica. 2019 Jun;46:183-94.

5. Srinivas B, Das P, Rana MM, Qureshi AQ, Vaidya KC, Ahmed Raziuddin SJ. Cicatrização de feridas e regeneração óssea em soquetes de pós-extração com e sem fibrina rica em plaquetas. Ann Maxillofac Surg. 2018 Jan-Jun;8(1):28-34.

6. Castellon P, Yukna RA. Colocação imediata de implantes dentários em alvéolos aumentados com osso sintético HTR. *Implant Dent.* 2004;13:42-8.

7. Meltzer AM. Regeneração óssea assistida por membranas não reabsorvíveis: parafusos microscópicos, microplacas e reforço - parte II. *Dent Implantol Update.* 1995;6:53-6.

8. Darby, I., Chen, S. & De Poi, R. (2008). Preservação de cumeeiras: O que é e quando deve ser considerada. Australian Dental Journal 53: 11-21.

9. Cohen ES. *Atlas de Cirurgia Periodontal Cosmética e Reconstrutiva*. 1ª ed. Philadelphia, PA: Lippincott Williams and Wilkins; 1988. Preservação do alvéolo.

CAPÍTULO - 2

LÓGICA DA CONSERVAÇÃO DAS TOMADAS

A justificativa para a preservação do rebordo alveolar baseia-se no conhecimento de que a reabsorção do rebordo alveolar é uma sequela inevitável da perda dentária. A perda de osso alveolar pode ser atribuída a uma variedade de factores, tais como patologia endodôntica, periodontite, trauma facial e manobras agressivas durante as extracções[1] . Espera-se que, em média, 40% a 60% da altura e largura originais sejam perdidas após a extração dentária, sendo que a maior perda ocorre nos primeiros dois anos. Uma investigação independente realizada por Lekovic, Simion, Iosella e Boyne demonstrou que, após a extração, a altura e a largura do alvéolo anterior sofrem uma perda de 1 a 2 mm nas três dimensões. O sucesso dos implantes dentários osseointegrados depende da existência de um volume suficiente de osso saudável no local recetor aquando da colocação do implante. A colocação de um implante num local com uma crista fina (por exemplo, crista pós-extração) pode resultar numa deiscência vestibular significativa. Assim, parece prudente evitar a destruição do rebordo alveolar e fazer esforços para o preservar durante os procedimentos de extração.

A manutenção de um alvéolo de extração para futura terapia com implantes não exclui a colocação imediata de implantes, mas são necessários conhecimentos e experiência para determinar a melhor modalidade de tratamento. As opções de tratamento pós-extração podem incluir, mas não se limitam a, colocação imediata de implantes; cicatrização natural do alvéolo e colocação retardada de implantes; cicatrização natural e futuro aumento do rebordo ósseo (para implante ou prótese parcial fixa); cicatrização natural e futuro aumento do rebordo de tecido mole (para prótese parcial fixa); cicatrização natural e prótese parcial removível .[2]

A extração dentária devido a doença e/ou traumatismo continua a ser uma ocorrência frequente, levando à indicação de substituição dentária, como uma prótese dentária fixa suportada por implantes. [3]

REFERÊNCIAS :

1. Wang, H.-L., Kiyonobu, K., & Neiva, R. F. (2004). Aumento de soquete: Fundamentação e Técnica. Implantologia, 13(4), 286-296.

2. Ortega-Martinez J, Perez-Pascual T, Mareque-Bueno S, Hernandez-Alfaro F, Ferres-Padro E. Immediate implants following tooth extraction. Uma revisão sistemática. Med Oral Patol Oral Cir Bucal. 2012 Mar 1;17(2):e251-61.

3. Marcenes W, Kassebaum NJ, Bernabe E, Flaxman A, Naghavi M, Lopez A, Murray CJ. Global burden of oral conditions in 1990-2010: a systematic analysis. Journal of dental research. 2013 Jul;92(7):592-7.

CAPÍTULO - 3

EXTRACÇÃO ATRAUMÁTICA

Para maximizar o processo de cicatrização e regeneração óssea do corpo, o médico deve ter um conhecimento profundo de vários pontos-chave, incluindo a forma de manter os tecidos duros e moles após uma extração. Atualmente, é imperativo que o médico compreenda as consequências da extração de dentes relativamente aos tecidos duros e moles. Tornou-se o padrão de cuidados preservar estes tecidos sempre que possível para a saúde oral, função e estética a longo prazo. A preservação do rebordo é crucial em qualquer situação de extração, especialmente se o local estiver planeado para um futuro implante dentário. A extração atraumática e a gestão do alvéolo conduzirão a uma base previsível para o tratamento futuro.

O processo de cicatrização de feridas inclui uma cascata complicada de eventos bioquímicos e histológicos. Uma revisão sistémica da remodelação do local de extração demonstrou que o rebordo alveolar sofre, em média, uma perda horizontal em largura de 3,8 mm e uma redução vertical em altura de 1,24 mm durante os seis meses após a extração.[1] Após a extração, a placa vestibular apresenta um maior grau de reabsorção óssea em comparação com a placa lingual, o que resulta numa alteração da posição do rebordo residual. Isto pode afetar negativamente o posicionamento do implante, levando a uma dificuldade na colocação e posicionamento bem sucedidos do implante. Por conseguinte, é imperativo que os dentes sejam extraídos de forma atraumática, de modo a maximizar e manter o volume dos tecidos duros e moles para aumentar o sucesso futuro dos implantes .[1]

Teoria da extração dentária atraumática :

Um dos factores mais importantes para o sucesso da cicatrização de um local de extração é a remoção atraumática do dente existente. A extração de um dente pode ser demorada e prejudicial para a anatomia oral relacionada. Embora as técnicas cirúrgicas na extração de dentes tenham evoluído ao longo do tempo, muito pouco mudou na forma de instrumentação. Tradicionalmente, têm sido utilizados fórceps convencionais e elevadores no processo de extração. Com o fórceps, o dente é normalmente rodado na direção vestibular-lingual, o que pode resultar no enfraquecimento ou fratura da placa vestibular ou lingual. Um elevador é mais comummente inserido mesialmente ou distalmente com uma força de alavancagem ou de cunha, que também pode traumatizar os tecidos duros e moles .[2]

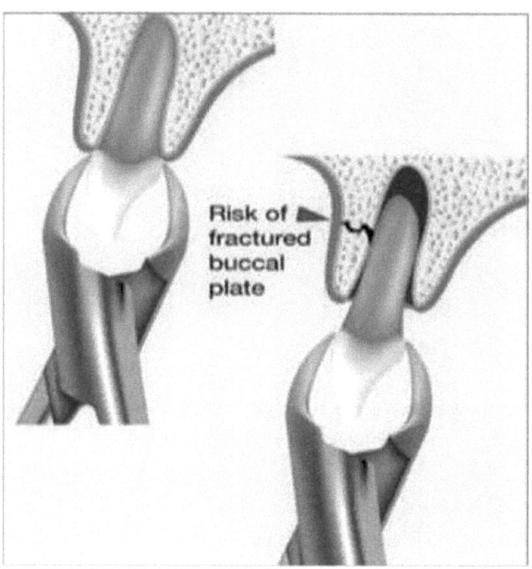

Figura 1: As técnicas de extração convencionais resultam frequentemente em fratura das placas alveolares vestibulares ou linguais, o que leva a uma cicatrização comprometida .[1]

O processo básico de extração dentária atraumática e preservação dos tecidos moles e duros começa com quatro princípios generalizados que devem ser aplicados a todas as extracções .[1]

1. Cortar as fibras do tecido conjuntivo

O primeiro passo na remoção atraumática de um dente é cortar completamente as fibras do tecido conjuntivo através de uma incisão circunferencial à volta do dente. Existem 13 grupos diferentes de fibras de tecido conjuntivo à volta de um dente, dos quais seis - conhecidas como fibras de Sharpey - se inserem diretamente no cemento do dente e no osso alveolar. Se estas fibras não forem cortadas antes da extração, é provável que ocorra um trauma no tecido mole. Rasgar vigorosamente estas fibras de tecido conjuntivo pode levar a um aumento da hemorragia, atraso na cicatrização, aumento do desconforto pós-operatório e alteração do feixe ósseo que rodeia a extração. As fibras do ligamento periodontal podem ser cortadas com a utilização de uma lâmina cirúrgica n.º 15c ou instrumentos periótomos finos.

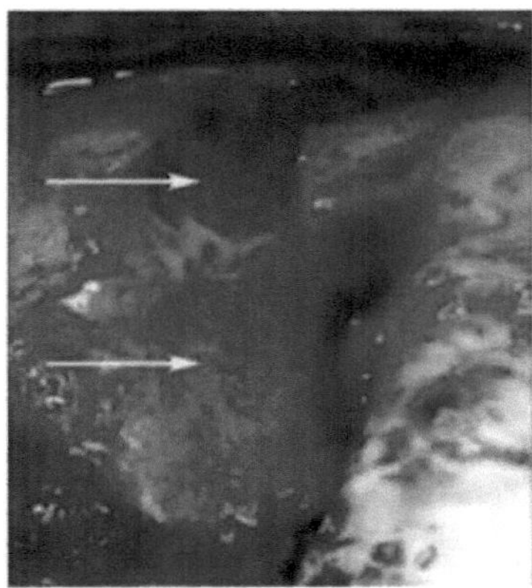

Figura 2: Consequência da fratura da placa vestibular que resulta num defeito de quatro paredes[1]

2. Minimizar a reflexão dos tecidos moles

A cobertura de tecido mole que envolve os dentes é diretamente afetada pela reflexão do periósteo e, muitas vezes, recua para se adaptar à forma da crista residual. O tecido mole é mais vulnerável ao trauma cirúrgico e à reflexão do que os tecidos duros. O tecido sulcular e o tecido mole circundante devem, idealmente, permanecer intactos durante a extração dentária para evitar uma maior perda dimensional. Por conseguinte, o tecido mole não deve ser refletido, se possível, uma vez que isso aumenta a probabilidade de retração e encolhimento do tecido mole durante a cicatrização inicial, especialmente na região da papila interdentária. Normalmente, um retalho é levantado quando a placa vestibular não está intacta ou a extração cirúrgica do dente está indicada .[2]

Se for necessário levantar um retalho de tecido, recomenda-se um retalho em envelope, que não inclui qualquer extensão vertical. As incisões verticais podem comprometer o fornecimento de sangue e atrasar a cicatrização da área. Sempre que o periósteo é refletido, as células são lesadas e necessitam de se regenerar antes do início do processo de remodelação. O osso cortical recebe mais de 80 por cento do seu fornecimento de sangue arterial e facilita 100 por cento do seu retorno de sangue venoso através do periósteo.[3] Em algumas situações, a reflexão do tecido é necessária e deve, portanto, ser tão conservadora quanto possível.

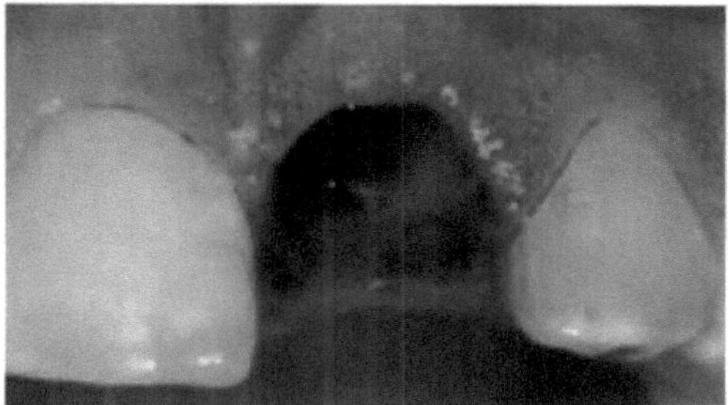

Figura 3: Reflexão dos tecidos moles para extração de dentes: técnica ideal sem reflexão dos tecidos moles para uma extração de dentes[1]

3. Reduzir as áreas de contacto

A via de remoção do dente pode ser obstruída pela posição dos dentes adjacentes no local da extração. Se as superfícies mesial e distal do dente a ser extraído não forem reduzidas, os instrumentos ou a pressão podem lascar o esmalte ou a restauração do dente adjacente durante a extração e podem alterar o percurso de remoção, o que é mais provável de fraturar as raízes, o osso ou ambos. Para minimizar os danos nos tecidos duros e moles, reduza as áreas de contacto do dente a ser extraído. Isto permitirá que o dente se solte, possibilitando assim um trajeto de remoção mais fácil e menos traumático.

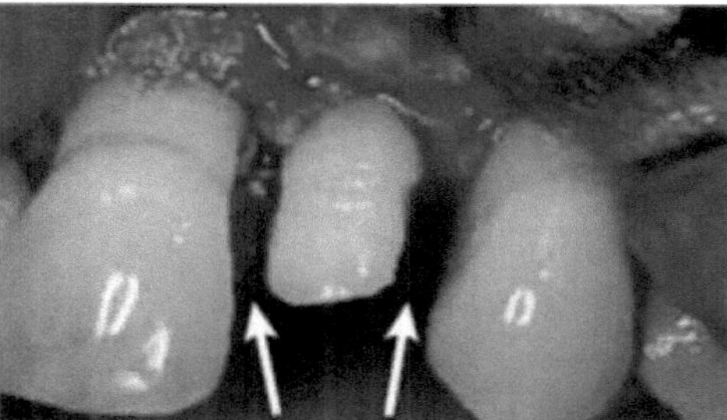

Figura 4: Exemplo clínico da remoção de áreas de contacto num incisivo lateral superior para permitir uma extração dentária menos traumática[1]

4. Utilização de fórceps convencionais

Nalgumas situações, o dente será móvel e poderá ter de ser removido com uma pinça dentária tradicional. O fórceps de extração não deve ser aplicado ao dente até que exista uma mobilidade significativa do dente, preservando assim a placa vestibular. Uma vez que exista uma mobilidade significativa, o fórceps dentário é utilizado para agarrar e balançar deliberadamente o dente para a frente e para trás até o dente ser facilmente removido do alvéolo.

5. Protocolo de extração atraumática [9]

A. Técnica de periótomo

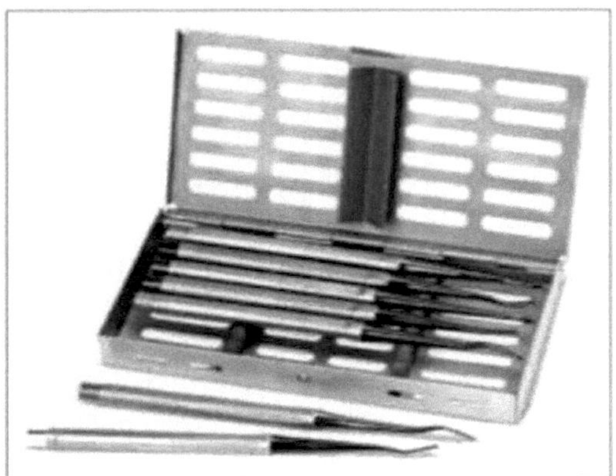

Figura 5: Os periótomos estão disponíveis com várias pontas para ajudar na extração atraumática[8]

PASSO-1 : O eixo longo da lâmina do periótomo deve ser inserido na região interproximal ao longo do eixo longo da raiz, que protege a placa facial do osso, com a ponta da lâmina do periótomo localizada dentro da crista do osso alveolar O instrumento é então empurrado mais profundamente no espaço do ligamento periodontal ou batido com um martelo no espaço ao longo da raiz mesial e distal, cortando o ligamento periodontal imediatamente abaixo da crista alveolar e encostando o dente à placa cribriforme oposta.

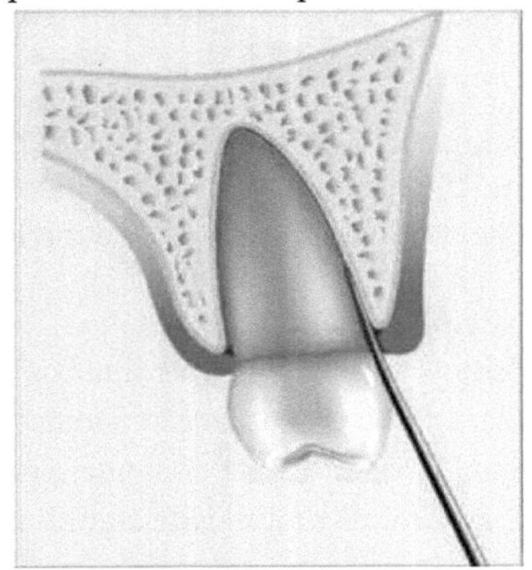

Figura 6: Utilização do periótomo[1]

O periótomo nunca deve ser utilizado na placa facial, uma vez que pode danificar o osso facial, que é tipicamente fino.

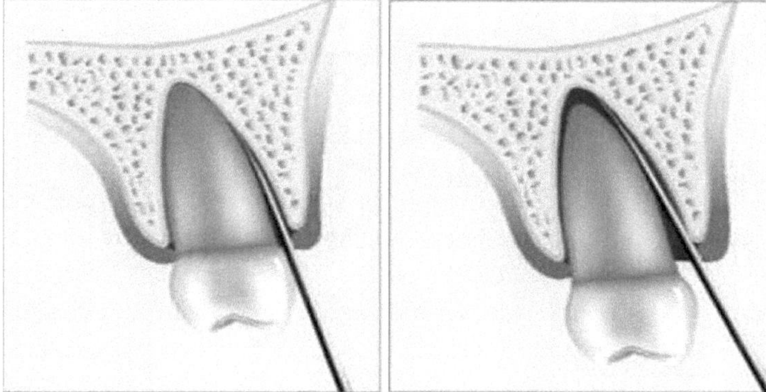

Figura 7: Técnica do periótomo: O periótomo é inserido ao longo do eixo longo do dente[9,10] **; à medida que o periótomo é inserido mais apicalmente, o dente fica solto e avulsiona lentamente**[11]

PASSO 2: Deixa-se passar um período de 10 a 20 segundos enquanto o instrumento está no sítio. Isto permite que a fluência biomecânica ocorra no osso e no ligamento periodontal. A fluência é definida como um fenómeno em que um material continua a mudar de forma ao longo do tempo quando é aplicada uma força constante. À medida que o dente é empurrado contra o alvéolo oposto, começa a expandir o osso e permite que o dente saia do alvéolo. Este processo é muito mais eficaz quando não há contacto com o dente adjacente.

PASSO 3: O periótomo é então empurrado suavemente para baixo no espaço do ligamento periodontal em direção ao ápice da raiz, muitas vezes utilizando um martelo e uma ligeira força de batida. Este processo continua ao longo do terço superior da crista do dente. No final deste procedimento, o dente está muitas vezes ligeiramente móvel.

PASSO-4: O periótomo pode então ser convertido numa alavanca. A lâmina do periótomo tem normalmente 3-4 mm de largura. Quando a pega é ligeiramente rodada, um lado do periótomo é aplicado na raiz do dente e o outro lado na placa cribriforme. A largura da "cunha" é agora o comprimento de uma alavanca, o que aumenta a força de rotação (momento). A rotação da alça do periótomo aumenta a mobilidade do dente e a força contra a placa cortical oposta para expandi-la ainda mais dentro dos limites fisiológicos. Deve ter-se o cuidado de usar uma pressão lenta e suave para minimizar a possibilidade de fraturar a ponta do periótomo.

PASSO 5: Como a maioria dos alvéolos dentários são cónicos, a força lateral de um lado do dente é convertida numa força de direção coronal do outro lado, e a raiz começa a sair do alvéolo. O periótomo é empurrado mais apicalmente, em direção ao ápice da raiz, à medida que a mobilidade aumenta. Poderá ser necessário tempo e elevação adicionais se não se conseguir uma mobilidade dentária significativa.

Extração atraumática utilizando o kit de extração atraumática (COWELMEDI)

O Kit de Extração Atraumática é utilizado para a extração imediata e sem esforço de um dente com procedimentos simples, de acordo com o tipo de dente (por exemplo, raiz, ápice e molar) e a sua posição (por exemplo, mesial e distal). Isto também pode ser aplicado a vários casos. Uma extração dentária sem o risco de danificar diretamente o dente é possível utilizando a placa de repouso, o elevador, etc. É possível uma extração dentária muito simples e conveniente, em comparação com os métodos existentes .[10]

i) Toda a estrutura coronal do dente é removida através da trituração do dente e é alisada. É criado um orifício no dente a ser extraído utilizando a broca de extração. A broca de extração deve seguir o canal radicular durante a perfuração. É perfurada até, pelo menos, 10 mm, porque a extração é possível mesmo que a broca e o parafuso penetrem na raiz.

ii) Depois de ligar o parafuso de extração à chave de coluna, este é rodado no sentido dos ponteiros do relógio para o fixar no orifício criado. (Binário recomendado: 30 N/cm ou mais) O parafuso de extração é fixado no orifício criado pela broca de extração através do método do parafuso, e é fixado de forma estável ao dente remanescente. A posição do parafuso de extração pode ser definida de acordo com as direcções distal e mesial dos dentes adjacentes e a posição do dente a ser extraído.

iii) A cabeça de torque é ligada à raiz de extração do parafuso Depois de considerar os dentes adjacentes, o parafuso de extração é inserido no orifício da posição de repouso. Depois de ligar a chave de coluna ao parafuso de extração, rode a chave de torque no sentido dos ponteiros do relógio para a fixar no orifício criado pela broca de extração.

iv) A placa de descanso está ligada entre o parafuso de extração e a cabeça de torque. Protege a parte com silicone que entra em contacto direto com os dentes adjacentes, de modo a evitar danos nos dentes. Serve também de suporte para o elevador e a chave dinamométrica. - Um dos lados está inclinado num ângulo de 30 graus, para que possa funcionar como suporte, dependendo da direção de remoção. - Os orifícios são criados com um intervalo de 5 mm, de modo a ajustar a posição do parafuso de extração de acordo com a posição e a distância do dente adjacente.

v) Em seguida, o elevador é utilizado ligando-o à cabeça de torque e extraindo o dente através da aplicação de força na direção distal ou mesial. Ao extrair um dente, apoiando o dente distal ou mesial.

vi) Em alternativa, a cabeça de torção pode ser rodada no sentido dos ponteiros do relógio utilizando uma chave dinamométrica para extrair a raiz[11]

REFERÊNCIAS :

1. Singla Y, Sharma R. Últimas tendências na extração atraumática de dentes. Int J Appl Dent Sci. 2020;6:361-6.

2. Hammerle CH, Araujo MG, Simion M. Grupo de Consenso de Osteologia. Conhecimento baseado em evidências sobre a biologia e o tratamento de alvéolos de extração. Clin Oral Implants Res 2012;S5:80-2.

3. Roberts WE, Turley PK, Brezniak N, Fielder PJ. Implantes: Fisiologia e metabolismo do osso. CDA J 1987;(10):54-61.

4. Fugazzotto PA. Taxas de sucesso e insucesso de implantes osseointegrados em função em osso regenerado por 72 a 13 meses. Int J Oral Max Impl 2005;20:77-83.

5. Fugazzotto PA. Colocação de implantes no momento da extração de molares inferiores: descrição da técnica e resultados preliminares de 341 casos. J Periodontol 2008;79:737-747.

6. Fugazzotto PA, Shanaman R, Manos T, Shectman R. Regeneração óssea guiada na terapia de implantes: taxas de sucesso e insucesso em 1503 locais. Int J Perio Rest Dent 1997;7:73-76.

7. Fugazzotto PA. Regeneração óssea guiada na inserção e carga imediata de implantes: relato de caso. Implantodontia 2004;13:223-227.

8. Kang J, Dym H, Stern A. Utilização do periótomo Powertome para preservar o osso alveolar durante a extração de dentes - um estudo preliminar. Oral Surg Oral Med Oral Pathol and Oral Radiol 2009;108:524-525.

9. Golden RM. Inventor; GoldenMisch Inc, cessionário. Desenho de alicate dentário com mandíbula deslocada e elementos de almofada para auxiliar na remoção de dentes superiores e inferiores utilizando o desenho de alicate dentário. Patente dos EUA 2005;6:910, 890.

10. Aund D, Dletrich T. Extração dentária minimamente invasiva: Maçanetas e cordas revisitadas! Dent Update 2013;40:325-330.

11. White J, Holtzclaw D, Toscano N. Extração dentária atraumática assistida por Powertome. J Imp e Adv Clin Dent 2009;1:34-44.

CAPÍTULO - 4

MORFOLOGIA E
CICATRIZAÇÃO DO ALVÉOLO DE EXTRACÇÃO

Pensa-se que a cicatrização do alvéolo cirúrgico é influenciada por vários factores, incluindo factores locais e sistémicos, iatrogénicos e até factores ambientais[3,5] . Acredita-se que estes factores, juntamente com as diferenças entre indivíduos em termos de potenciais de cicatrização inerentes, moldam o resultado da cicatrização da ferida do alvéolo[5] . Em geral, o processo de cicatrização do alvéolo resulta em alterações no osso alveolar em termos de perda de volume e várias alterações de forma[4,9,10,11] . Na maioria dos casos, o rebordo alveolar seria mais curto e mais estreito, com mais reabsorção vestibular e labial, o que influenciaria negativamente o resultado de futuros implantes ou outras reabilitações protéticas.

É necessário um conhecimento profundo da remodelação do alvéolo de extração para apreciar as técnicas de regeneração e preservação do alvéolo. O primeiro passo na cicatrização de um alvéolo de extração é a formação de um coágulo imediatamente após a extração, que é substituído por uma matriz provisória. Segue-se a formação de tecido ósseo, formando uma ponte de tecido duro. A remodelação envolve a remoção do osso trançado e a formação de osso lamelar. Camadas adicionais de osso lamelar recém-formado reforçam a ponte de tecido duro. Finalmente, com a formação do periósteo, a mucosa sobrejacente liga-se ao osso cortical. Estas alterações reabsortivas e proliferativas que resultam na formação de uma parede cortical são designadas por corticalização. Estes eventos assemelham-se muito à consolidação de fracturas num osso longo.[1,2]

Fases da cicatrização do alvéolo

São identificáveis quatro fases de cicatrização do alvéolo cirúrgico e, apesar de existirem alguns graus de sobreposição nos seus tempos, podem ser claramente diferenciadas nas fases de hemostase e coagulação, inflamatória, proliferativa e de remodelação[6,19,2,21] Também foi demonstrado num estudo anterior que a taxa de cicatrização varia entre diferentes indivíduos ou sujeitos. As quatro fases de cicatrização progridem, de facto, a um ritmo relativamente rápido nos seres humanos, com a formação de osso lamelar e medula óssea; no entanto, a remodelação deste osso recém-formado progride posteriormente a um ritmo comparativamente mais lento e pode durar até anos após a extração do dente[4,6,8] .

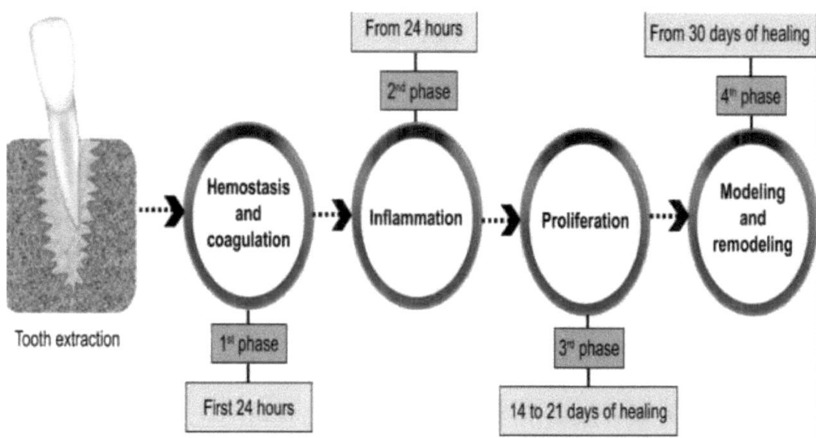

Figura 1: Fases da cicatrização do alvéolo[5]

1. hemostasia e coagulação

Após a extração do dente, o alvéolo enche-se imediatamente de sangue, levando à formação de um coágulo sanguíneo, que é classicamente composto por glóbulos vermelhos e brancos com plaquetas, todos envolvidos numa rede de fibrina [6,-,]. Nos primeiros 7 dias, este coágulo sanguíneo é substituído por tecido de granulação, que é composto principalmente por um grande número de vasos sanguíneos embebidos no tecido conjuntivo de células mesenquimatosas e leucócitos[6,22] . Trombelli et al. (2008)[6] , no seu estudo sobre a modelação e remodelação do alvéolo alveolar humano, observaram que as biópsias obtidas de alvéolos de extração 2-4 semanas após a extração tinham principalmente células mesenquimatosas com apenas alguns glóbulos vermelhos. Isto sugere que o coágulo inicial que preenchia o alvéolo de extração poderia ter sido completamente remodelado na primeira semana após a extração.

O processo de formação de coágulos no alvéolo segue a cascata de coagulação já estabelecida. A hemorragia após a extração dentária leva à interação das plaquetas com as células endoteliais expostas e a matriz extracelular, levando à agregação plaquetária e à subsequente formação do coágulo de fibrina[20] . Para além de ajudar a conseguir a hemostase, este coágulo sanguíneo inicial que preenche o alvéolo também fornece uma estrutura ou andaime para a adesão das células que irão desempenhar papéis importantes nas outras fases da cicatrização do alvéolo[20,23] . O coágulo sanguíneo e as plaquetas activadas, juntamente com as células endoteliais e os leucócitos, libertam várias citocinas e factores de crescimento que modulam a fase inflamatória da cicatrização do alvéolo[20,23,24] .

2. fase inflamatória

Durante esta fase de cicatrização do alvéolo, que começa 48 a 72 horas após a extração, há recrutamento, migração, diferenciação e proliferação de células inflamatórias em resposta às citocinas e factores de crescimento libertados [4]. Um grande número destas células inflamatórias migra para o alvéolo de cicatrização e ajuda a limpar os detritos, incluindo o coágulo sanguíneo, de modo a abrir caminho para a formação de novos tecidos .[4,5]

Algumas destas citocinas e factores de crescimento desempenham diferentes papéis na cicatrização de feridas. Por exemplo, sabe-se que o fator de crescimento derivado das plaquetas (PDGF) e a IL-1 atraem os neutrófilos para os locais das feridas; acredita-se que o fator de crescimento transformador beta (TGF-B) ajuda a converter os monócitos circulantes em macrófagos e que os factores de crescimento endotelial vascular (VEGF) libertado pelas plaquetas e o fator de crescimento de fibroblastos (FGF) libertado pelos macrófagos também ajudam na formação da matriz extracelular (MEC) e na angiogénese[24,25] . Os papéis desses fatores de crescimento e citocinas e, na verdade, de muitos outros, no que se refere à cicatrização de alvéolos dentários, foram examinados e documentados anteriormente[6,26,27] , no entanto, de acordo com Araujo et al. (2015)[4] , uma "caraterização simplista" de seus efeitos não é apropriada devido às suas funções múltiplas e sobrepostas.

Os neutrófilos predominam nas fases iniciais, seguidos pelos macrófagos e, mais tarde, pelos linfócitos[20,23,24,25] . Estas células fagocitam o coágulo de sangue e os tecidos necróticos[23] . Além disso, os macrófagos libertam vários factores de crescimento, como o fator de crescimento dos fibroblastos (FGF), o TGF-alfa, o TGF-B e o fator de crescimento epidérmico (EGF), que activam os fibroblastos e os osteoblastos à medida que a cicatrização do alvéolo progride .[25]

Nesta fase, há também a organização do coágulo de fibrina e a sua substituição por tecido de granulação, que ocorre nas primeiras 4 semanas após a extração do dente[4,6] . Este tecido de granulação é composto principalmente por um grande número de novos vasos com células inflamatórias e fibroblastos imaturos que formam o tecido conjuntivo .[4,5,6,19]

3. fase proliferativa

A fibroplasia, que é a rápida deposição da matriz provisória, marca o início desta fase proliferativa e acredita-se que seja activada pelo TGF-B1 e FGF-2[20] . Esta fase de cicatrização do alvéolo cirúrgico é frequentemente referida como ocorrendo em duas fases: a fibroplasia acima mencionada e a formação de osso tecido, em que a matriz provisória é invadida por vasos sanguíneos recém-formados, células formadoras de osso e uma deposição de osso tecido à volta dos vasos sanguíneos[4,20] . A matriz provisória irá substituir progressivamente o tecido de granulação e quaisquer restos dos ligamentos periodontais à medida que esta fase progride[20] . Foi demonstrado que esta matriz provisória é composta principalmente por células mesenquimatosas densamente compactadas numa matriz de tecido conjuntivo rica em colagénio com numerosos vasos sanguíneos e alguns leucócitos mononucleares .[6]

A presença de vasos sanguíneos abundantes na matriz provisória e de células osteoprogenitoras resulta na formação de osso tecido, especialmente em torno das estruturas vasculares[4,20] . Estas projecções de osso tecido, semelhantes a dedos, acabarão por rodear os vasos sanguíneos, dando origem ao osteon primário ou ao sistema Harversiano[28,29] . O osso trançado é basicamente tecido mineralizado numa matriz de tecido conjuntivo revestido por osteoblastos e contendo um grande número de osteócitos .[6]

Acredita-se que quase todo o tecido de granulação é substituído por tecido ósseo no prazo de 6 a 8 semanas após a cicatrização do alvéolo[5,6] , mas são identificados logo a partir de 2 semanas após a extração [4]. Em 27 biópsias de alvéolos humanos pós-extração, Trombelli et al. (2008)[6] demonstraram que o osso tecido ocupava um valor médio de 34,0 ± 24,6% de toda a amostra analisada. Foi demonstrado que as proteínas morfogénicas ósseas (BMP), juntamente com o TGF-B, desempenham um papel importante nesta fase da morfogénese óssea e na diferenciação dos osteoblastos .[6,29]

É importante notar que as fontes de osteoblastos na cicatrização do alvéolo de extração foram demonstradas em vários estudos, incluindo o periósteo, a medula óssea, os ligamentos periodontais, os adipócitos e os pericitos .[6,30,31,32,33]

4.Modelação e remodelação do alvéolo de extração e do osso alveolar

Isto representa a última fase da cicatrização do alvéolo que leva à substituição do osso tecido por osso maduro; neste caso, osso lamelar e medula óssea que tem capacidade de suporte de carga[4,20] . A modelação refere-se geralmente a uma alteração da estrutura óssea com a modificação real da sua forma e arquitetura, enquanto a remodelação é uma alteração da estrutura óssea sem uma modificação real da sua forma ou arquitetura[4,6,20] . Neste contexto, portanto, a colocação de osso lamelar e medula óssea para substituir o osso tecido dentro do alvéolo de cicatrização é remodelação, enquanto as alterações dimensionais que ocorrem no osso alveolar como resultado da reabsorção se devem à modelação[4,6,20] . A duração da remodelação óssea varia consoante os indivíduos e pode demorar vários meses ou anos .[4,6]

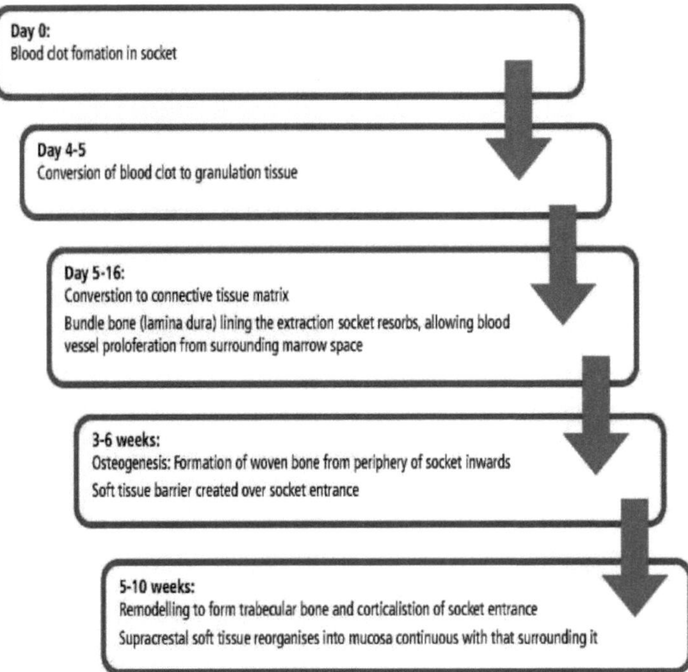

Figura 2: Fases e eventos da cicatrização do alvéolo cirúrgico

A colocação de trabéculas ósseas mineralizadas maduras e medula óssea para substituir o osso tecido começa apicalmente nas fases iniciais da cicatrização do alvéolo (por volta da 4ª semana) e depois na área coronal por volta da 12ª semana[34] com a resultante selagem do alvéolo com osso cortical. Evian et al.[3] 5, com base em evidências histológicas, documentaram 8 a 12 semanas como o período em que o novo osso sofre maturação e forma um padrão trabecular. Isto é semelhante ao estudo de Ahn e Shin[36] que relatou uma cicatrização completa do alvéolo com osso mineralizado após 10 semanas após a extração. Os resultados acima referidos foram ainda confirmados por vários outros estudos que analisaram biópsias colhidas de alvéolos de extração em cicatrização na 12ª semana após a extração e encontraram evidências de osso trabecular mineralizado em quantidades variáveis .[34,37,38]

No entanto, Trombelli et al.[6] apresentaram um quadro ligeiramente diferente com o seu estudo sobre biópsias de alvéolos humanos, referindo que o osso tecido era o tecido dominante (41%) no período de 12 a 24 semanas após a extração e que o osso lamelar e a medula óssea só foram encontrados em 1 das suas 11 biópsias no mesmo período. Uma percentagem mais elevada, de até 65% em volume de osso lamelar e medula óssea em relação ao tecido total, foi relatada por Lindhe et al. (2012)[39] após 16 semanas de cicatrização do alvéolo de extração.

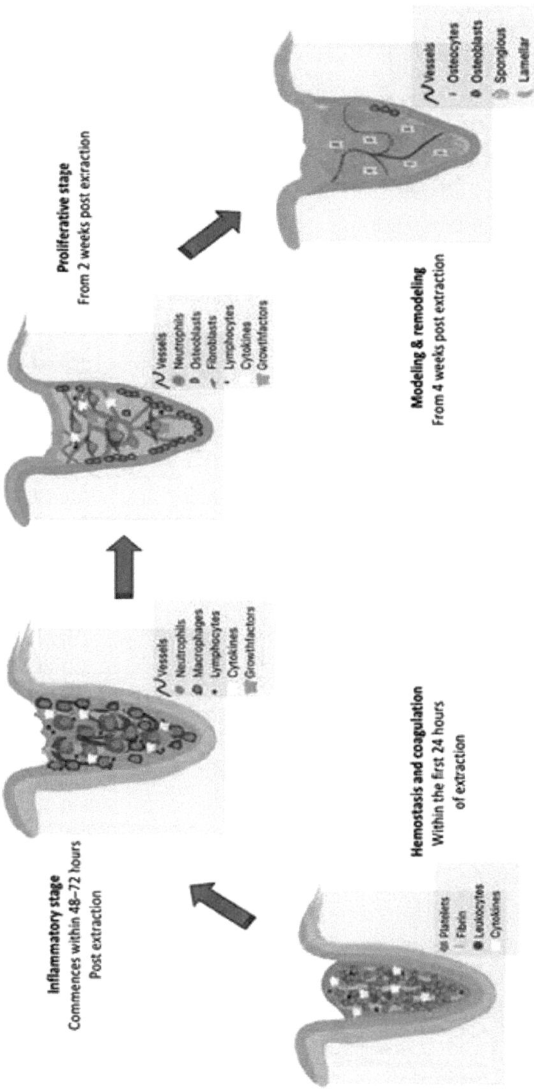

Figura 3: Representação gráfica das 4 etapas/fases da cicatrização do alvéolo cirúrgico a partir do momento da extração do dente, detalhando o tempo do processo e os eventos fisiológicos envolvidos.75

Alterações dimensionais no osso alveolar após a cicatrização do alvéolo

A modelação do osso alveolar após a extração ocorre em todos os aspectos do osso alveolar: vestibular, labial, lingual e palatino, levando a alterações nas dimensões do osso. O osso do feixe ósseo é referido como sendo o primeiro a reabsorver 50 e verifica-se uma redução global rápida do tamanho do rebordo alveolar nos primeiros 6 meses após a extração, após o que a reabsorção continua a um ritmo mais lento ao longo da vida[50,51,52] . Pensa-se que esta rápida reabsorção se deve à elevada atividade osteoclástica que está presente durante as fases iniciais da modelação e remodelação do osso alveolar após a extração[20] . Schropp et al. (2003)[8] também demonstraram este facto num estudo prospetivo de 12 meses que examinou clínica e radiograficamente as alterações dos tecidos duros e moles após a extração dentária. Eles relataram uma redução na largura bucolingual e bucopalatina de cerca de 50% nos primeiros 3 meses de cicatrização do alvéolo. Essa reabsorção, segundo os autores, foi mais pronunciada na região dos molares quando comparada à região dos pré-molares e na mandíbula mais do que na maxila.

As superfícies vestibular e labial do osso alveolar apresentam maior reabsorção em comparação com as superfícies lingual/palatina[2,4,4] 1. De facto, uma perda óssea mais vertical na superfície bucal foi demonstrada por Araujo et al.[4,41] devido ao facto de o osso lingual ser geralmente mais largo do que o osso bucal. Da mesma forma, a modelagem resultou em uma reabsorção óssea mais horizontal, especialmente no aspeto vestibular do osso alveolar .[53,54,55,56]

O efeito da modelagem no rebordo alveolar deixaria, portanto, o rebordo mais curto e mais estreito, com uma reabsorção mais vestibular/labial e um alvéolo resultante posicionado mais lingual/palatalmente[2,36,5] 7. Numa revisão sistemática que incluiu 12 publicações, Van der Weijden et al.[2] documentaram, em média, uma perda clínica de largura de 3,87 mm e uma perda de altura de 1,67-2,03 mm clinicamente/1,53 mm radiograficamente após a cicatrização do alvéolo de extração dentária. Tan et al.[52] , noutra revisão sistemática, mostraram que, aos 6 meses após a extração, havia uma perda óssea horizontal de 29-63% e uma perda vertical de 11-22%.

Factores que afectam a cicatrização do alvéolo

Os estudos revistos mostram uma grande variação em termos de períodos de formação e maturação do tecido ósseo, e o resultado da modelação e remodelação 4[6,19,22,0] . Esta variação na cicatrização do alvéolo alveolar e o eventual resultado podem ser influenciados por uma série de factores que vão desde factores locais, sistémicos, iatrogénicos e até ambientais .[3,5,6,40]

Os factores locais que influenciam a cicatrização do alvéolo incluem o local da extração[40] . Os locais de extração de dentes molares, especialmente os molares mandibulares, apresentam a cicatrização mais errática em comparação com os locais de incisivos/caninos maxilares que apresentam a menor[40] . Este facto foi ainda corroborado numa revisão retrospetiva realizada por Pramstraller et al. [59]Os autores do estudo, em que os sítios dos molares apresentaram mais reabsorções ósseas do que os sítios dos pré-molares. Afirmaram que isto pode dever-se ao facto de os dentes posteriores apresentarem geralmente mais dificuldades de extração e deixarem depois uma cavidade mais larga.

Outro fator local que se pensa influenciar a cicatrização do alvéolo alveolar é a elevação do retalho muco-periosteal completo antes da extração. Foi demonstrado que este facto causa a perda de ligação e compromete o fornecimento de sangue ao alvéolo de cicatrização, podendo, por conseguinte, levar à reabsorção óssea[5,60] . Além disso, também é referido que as zonas desdentadas múltiplas apresentam uma maior reabsorção do osso alveolar do que as zonas desdentadas únicas .[59]

Os eventos moleculares e celulares que resultam na cicatrização do alvéolo pós-extração podem também ser afectados por alguns factores sistémicos como o tabagismo[61,62,63] , doenças sistémicas não controladas como a diabetes mellitus[46,64,] osteoporose pós-menopausa[52] , e outros factores sistémicos. O mecanismo preciso através do qual o tabagismo altera a cicatrização do alvéolo não é bem compreendido, mas Saldanha et al.[61] observaram uma redução da crista alveolar 0,5 mm maior nos fumadores do que nos não fumadores. Eles acreditam que a nicotina, que é um dos principais componentes da fumaça do tabaco, pode ser parcialmente responsável por ser uma substância citotóxica e vasoativa. Também tem sido sugerido na literatura que a osteoporose pós-menopausa pode ter um efeito causal na redução da crista residual após a extração, resultando numa crista alveolar maxilar mais pequena e numa crista mandibular em ponta de faca .[52]

Do mesmo modo, Delvin et al.[64] observaram a inibição da formação da estrutura de colagénio no alvéolo de cicatrização da diabetes insulino-dependente não controlada, levando a uma maior reabsorção do osso alveolar. Esta má cicatrização do alvéolo, caraterística dos pacientes com diabetes tipo 2 não controlada, pode melhorar com o tratamento com ácido hialurónico do alvéolo pós-extração[65] . Foi demonstrado que o ácido hialurónico melhora as fases iniciais da cicatrização do alvéolo de extração, incentivando a migração, proliferação e diferenciação das células[66] . Do mesmo modo, a utilização de elixires de clorexidina após a extração dentária demonstrou limitar a reabsorção óssea alveolar, embora o mecanismo exato não seja claramente compreendido .[5]

Para além do seu efeito na gestão da osteorradionecrose dos maxilares, a oxigenoterapia hiperbárica foi demonstrada por Liao et al. (2020)[67] para facilitar a cicatrização do alvéolo de extração e promover a preservação do rebordo alveolar. Os autores conseguiram demonstrar, através de um estudo experimental em animais, que a oxigenoterapia hiperbárica reduziu a reabsorção óssea alveolar após a extração, promovendo a formação de osteoblastos e reduzindo a formação de osteoclastos, entre outras funções. Por conseguinte, são da opinião de que este facto pode ser extrapolado para pacientes humanos na clínica para acelerar a cicatrização do alvéolo alveolar e também ajudar na preservação do rebordo alveolar.

Também é importante considerar o grau de dano causado ao tecido durante a extração pelo cirurgião e o defeito ósseo resultante como factores que podem influenciar o resultado da cicatrização do alvéolo alveolar, uma vez que tais casos resultariam numa maior reabsorção óssea do que casos menos traumáticos [2,5,6].

Efeitos das técnicas de preservação do rebordo alveolar no resultado da cicatrização do alvéolo

A ideia de preservação do rebordo alveolar (ARP) ou preservação do alvéolo cirúrgico surgiu da necessidade de contrariar a perda volumétrica de osso alveolar após a extração dentária, com o objetivo de apresentar um rebordo adequado, tanto em largura como em altura, para fins de reabilitação com implantes e outras reabilitações protéticas[12,13,14] .Está estabelecido que os efeitos da reabsorção e da remodelação do osso alveolar após a extração dentária podem resultar numa perda de até metade do volume original do osso em apenas 12 semanas[8,12,14] e, por isso, qualquer procedimento de intervenção que atrase ou atenue estes efeitos contribuiria muito para melhorar os resultados protéticos. Os defensores das técnicas de preservação do rebordo alveolar (ARP) são da opinião de que a colocação de um material de enxerto num alvéolo de extração recente ajudaria a estabilizar o coágulo sanguíneo nas fases iniciais da cicatrização do alvéolo, actuaria como um suporte durante todo o período de cicatrização do alvéolo para incentivar a osteocondução do osso recém-formado e seria gradualmente reabsorvido à medida que o osso recém-formado se depositasse .[5,14,20]

Ao longo dos anos, têm sido utilizados inúmeros materiais de enxerto para procedimentos de preservação do rebordo alveolar, tanto em experiências in vivo em animais como em estudos em humanos, e estes biomateriais incluem enxertos autógenos, aloenxertos, xenoenxertos e enxertos baseados em materiais aloplásticos[12,14,20,68,69,70] . Vários estudos clínicos que utilizaram diferentes materiais de enxerto para a preservação do rebordo alveolar produziram resultados positivos. A maioria destes estudos concorda que a ARP é eficaz na diminuição da reabsorção óssea que ocorre após a extração e, por conseguinte, evita as alterações dimensionais adversas que normalmente negariam o futuro tratamento com implantes .[45,71,72]

A preservação do rebordo alveolar pode ser conseguida através de enxertos no alvéolo, caso em que são utilizados diferentes tipos de materiais de substituição óssea ou mesmo produtos autólogos derivados do sangue, como o PRF, para preencher o alvéolo de extração imediatamente após a extração[14] . A ARP também pode ser obtida através de um procedimento de selagem do alvéolo cirúrgico, em que este é coberto por um material de barreira para evitar o crescimento de tecidos moles no alvéolo e incentivar a regeneração óssea[73] . Além disso, uma combinação de enxerto de alvéolo e selagem do alvéolo com um material de barreira é outro método de ARP. Estas técnicas, especialmente o selamento do alvéolo e o procedimento combinado, de acordo com MacBeth et al. (2022)[16] num ensaio clínico aleatório, limitaram a perda óssea vertical quatro meses após a extração, quando comparadas com alvéolos não tratados. Este foi o relatório uniforme de diferentes autores que constataram que as técnicas de ARP, em comparação com a não intervenção, limitaram as alterações de contorno[74] , diminuíram o processo de reabsorção fisiológica[71] , reduziram a retração horizontal e vertical[68] e, em geral, minimizaram as alterações dimensionais que ocorrem após a extração dentária como resultado da reabsorção óssea .[14]

Apesar destas descobertas e da sua suposta eficácia na preservação do rebordo alveolar, Araujo et al. (2015) 4, num artigo de revisão, resumiram que a colocação imediata do implante, ou, na verdade, de diferentes materiais de enxerto em alvéolos de extração frescos para efeitos de ARP, não previne a reabsorção óssea vestibular. Em vez disso, opinaram que os enxertos de alvéolos actuam apenas para compensar esta perda óssea e também para incentivar a formação de novo osso.

Cicatrização de alvéolos com materiais de enxerto

A preservação do rebordo ou do alvéolo envolve a colocação de material de enxerto no alvéolo, que pode ser combinado com uma membrana ou um retalho rodado. A justificação para a preservação do alvéolo é sustentada pelo facto de, uma vez posicionados no alvéolo fresco, os materiais de enxerto actuarem como estruturas sólidas que ajudam na estabilização do coágulo durante as fases iniciais da cicatrização, impedindo a interferência de factores desestabilizadores no processo de maturação do coágulo[3] . A aplicação de técnicas de preservação do rebordo em locais de extracções recentes é realizada para melhorar a qualidade e maximizar a quantidade de osso para a colocação e osteointegração de um implante dentário, e para evitar alterações pós-extração do perfil do rebordo .[11]

Foram relatados vários biomateriais para enxertos de alvéolos, incluindo enxertos ósseos autógenos, alogénicos, xenogénicos e aloplásticos, bem como combinações dos anteriores[53] . Os enxertos ósseos diferem em termos das suas propriedades de osteocondução, osteoindução, osteogénese e suporte estrutural. Estes materiais podem ser genericamente classificados em enxertos de reabsorção lenta e rápida. Na categoria de reabsorção lenta, os materiais de enxerto mantêm a sua presença e integridade a longo prazo, e as partículas de enxerto essencialmente osseointegram-se e têm contacto direto com o osso recém-formado. Os materiais de reabsorção rápida, por outro lado, degradam-se através de reabsorção ou dissolução mediada por osteoclastos, sendo os produtos de degradação idealmente alimentados e reforçando o processo osteogénico[54] . Além disso, alguns materiais de enxerto podem ter um efeito modulador direto no comportamento celular, levando a um aumento da produção de matriz extracelular e à sua subsequente maturação.

Idealmente, o material de enxerto deve sustentar todo o processo de cicatrização de um alvéolo de extração, sendo progressivamente reabsorvido e substituído por osso vital e maduro[11] . As vantagens clínicas da implantação de materiais de preenchimento ósseo no alvéolo de extração, visando a preservação do volume do rebordo alveolar e a prevenção de procedimentos adicionais de enxerto ósseo antes ou durante a colocação do implante, são largamente apoiadas pela literatura disponível e por estudos meta-analíticos recentes .[55-57]

As evidências dos dados experimentais do modelo de cão revelam que, após a extração do dente e o procedimento de enxerto do alvéolo, uma rede de fibrina aprisiona as partículas de enxerto. As células inflamatórias e os osteoclastos migram para a superfície das partículas, originando uma remoção lenta e mínima de material da superfície exterior das partículas de enxerto[58,59] . Esta resposta é típica de uma reação de corpo estranho, que não é imunogénica por natureza, não é tóxica e é quimicamente inerte, mas induz uma resposta de cicatrização retardada durante as fases iniciais da cicatrização do alvéolo[58] . Após 1 - 2 semanas, os osteoclastos são substituídos por osteoblastos, que iniciam a aposição de osteoide nos feixes de colagénio da matriz provisória, levando a uma integração progressiva das partículas do enxerto[59] . Após 2 semanas, pode ser observado osso trabecular imaturo e recém-formado, particularmente nos compartimentos lateral e apical do alvéolo, enquanto os compartimentos central e marginal são amplamente ocupados por tecido conjuntivo que retém as partículas do enxerto e as células inflamatórias. Nesta fase da cicatrização, os alvéolos enxertados revelam uma menor quantidade de osso recém-formado, nos compartimentos apical e lateral, em comparação com os alvéolos não enxertados. Nas fases intermédia e final da cicatrização, a presença do enxerto parece não exercer um efeito prejudicial na formação óssea, nem na modelação e remodelação das paredes do alvéolo, nem no que respeita à quantidade de tecido mineralizado formado, aos 3 meses de cicatrização[60]. Assim, pode ser extrapolado que as partículas residuais ocupam parte do volume que teria sido ocupado pela medula óssea, na ausência de enxerto[61]. Para além disso, quando se considera a composição do tecido mineralizado presente nos alvéolos enxertados e não enxertados, observaram-se proporções semelhantes de osso tecido e osso lamelar.[62]

Do ponto de vista histológico, a implantação de enxertos distintos promoveu a formação de novo osso, possivelmente por osteocondução na parte apical e média do alvéolo, enquanto que a parte coronal e central do alvéolo foi encontrada principalmente ocupada por partículas de enxerto rodeadas por tecido conjuntivo denso, mesmo alguns meses após a cirurgia de preservação do rebordo alveolar[63]. Foram também identificadas áreas de aposição de minerais no interior das fibras do tecido conjuntivo[64]. Em conformidade, o tecido conjuntivo mostrou uma tendência inversa, estando mais presente nos compartimentos coronais (52,4%) em comparação com os compartimentos apicais (9,5%) do alvéolo[65]. Verificou-se que a maior proporção de osso recém-formado na área coronal era do tipo tecido, enquanto as estruturas lamelares foram observadas principalmente na região apical. Mais especificamente, o rácio osso lamelar/osso tecido variou de 1 : 12,9 na área coronal para 1 : 3,8 na área da secção média, e 1 : 1,7 na área apical.[65]

A composição da formação óssea vital registada na literatura foi muito variável, com uma quantidade que oscilou entre 19,3%[66] e 61%[67]. As diferenças alcançadas entre os estudos podem dever-se principalmente aos diferentes tempos de seguimento e ao perfil de degradação dos materiais de enxerto[68]. De facto, as biocerâmicas ou os materiais de enxerto mineralizados xenogénicos parecem interferir com as fases iniciais da cicatrização do alvéolo, sendo que a degradação e a substituição progressiva por tecido ósseo maduro requerem vários anos, ou não são reabsorvíveis mesmo a longo prazo[69]. Consequentemente, verificou-se que as partículas de enxerto residuais e/ou encapsuladas variavam entre 0% - em materiais de reabsorção rápida (por exemplo, esponja de polilactida)[70], e 45,8% - em enxertos xenogénicos cortico-esponjosos[71]. A maioria das partículas de enxerto estava em contacto direto com tecido mineralizado e apresentava pequenas áreas de descalcificação na sua superfície exterior[65]. Relatórios de longo prazo sobre enxertos residuais de hidroxiapatite densa revelaram um volume remanescente de cerca de 38%, 20 anos após o procedimento, com contacto direto com o osso e ausência de lacunas ou tecidos fibrosos na interface osso-biomaterial[73]. Da mesma forma, a avaliação da reabsorção do DBBM com análises histomorfométricas aos 8 meses (29,8% de osso neoformado e 70,2% de DBBM), 2 anos (69,7% de osso neoformado) e 10 anos (86,7% de osso neoformado), sublinhou ainda mais a lenta biodegradação deste enxerto, mas uma elevada integração com novo osso, proporcionando um andaime denso para posterior deposição óssea e um bom suporte para a colocação de implantes dentários[74] . De um modo geral, e apesar dos obstáculos verificados nas fases iniciais do processo de cicatrização, o enxerto de alvéolo parece ser eficaz para permitir a formação de osso maduro, promovendo ainda a preservação do rebordo ao limitar a redução fisiológica, em comparação com a cicatrização sem enxerto, particularmente na preservação da altura médio-bucal e médio-lingual .[75]

REFERÊNCIAS :
1. Steiner G.G., Francis W., Burrell R., Kallet M.P., Steiner D.M., Macias R. O alvéolo de cicatrização e a regeneração do alvéolo. Compêndio. Contin. Educ. Dent. 2008;29:114-116, 118, 120-124.
2. Van der Weijden F., Dell'Acqua F., Slot D.E. Alterações dimensionais do osso alveolar de alvéolos pós-extração em humanos: Uma revisão sistemática. J. Clin. Periodontol. 2009;36:1048-1058.
3. Udeabor S.E., Halwani M.A., Alqahtani S.A., Alshaiki S.A., Alqahtani A.M., Alqahtani S.M. Efeitos da altitude e da hipoxia relativa na cicatrização de feridas pós-extração: Um estudo clínico piloto. Int. J. Trop. Dis. Health. 2017;25:1-7.
4. Araujo M.G., Silva C.O., Misawa M., Sukekava F. Cicatrização de alvéolos: O que podemos aprender? Periodontologia 2000. 2015;68:122-134.
5. Gomes PS, Daugela P, Poskevicius L, Mariano L, Fernandes MH. J Oral Maxillofac Res 2019 (Jul-Sep);10(3):e2.Farina R., Trombelli L. Wound healing of extraction sockets. Endod. Top. 2011;25:16-43. doi: 10.1111/etp.12016.
6. Trombelli L., Farina R., Marzola A., Bozzi L., Liljenberg B., Lindhe J. Modelação e remodelação de alvéolos de extração humanos. J. Clin. Periodontol. 2008;35:630-639.
7. Cardaropoli G., Araujo M., Hayacibara R., Sukekava F., Lindhe J. Cicatrização de alvéolos de extração e defeitos produzidos cirurgicamente - aumentados e não aumentados - no rebordo alveolar. Um estudo experimental no cão. J. Clin. Periodontol. 2005;32:435-440.
8. Schropp L., Wenzel A., Kostopoulos L., Karring T. Cicatrização óssea e alterações do contorno dos tecidos moles após extração de um único dente: Um estudo prospetivo clínico e radiográfico de 12 meses. Int. J. Periodontics Restor. Dent. 2003;23:313-323.
9. Buser D., Martin W., Belser U.C. Otimização da estética para restaurações

com implantes no maxilar anterior: considerações anatómicas e cirúrgicas. Int. J. Oral Maxillofac. Implants. 2004;19:43-61.

10. Grunder U. Estabilidade da topografia da mucosa à volta de implantes unitários e dentes adjacentes: resultados de 1 ano. Int. J. Periodontics Restor. Dent. 2000;20:11-17.

11. Hammerle C.H., Araujo M.G., Simion M., Osteology Consensus Group 2011 Conhecimento baseado em evidências sobre a biologia e o tratamento de alvéolos de extração. Clin Oral Implants Res. 2012;23((Suppl. 5)):80-82.

12. Horvath A., Mardas N., Mezzomo L.A., Needleman I.G., Donos N. Preservação do rebordo alveolar. Uma revisão sistemática. Clin. Oral Investig. 2013;17:341- 363.

13. Avila-Ortiz G., Elangovan S., Kramer K.W., Blanchette D., Dawson D.V. Effect of alveolar ridge preservation after tooth extraction: Uma revisão sistemática e meta-análise. J. Dent. Res. 2014;93:950-958.

14. Avila-Ortiz G., Chambrone L., Vignoletti F. Efeito das intervenções de preservação do rebordo alveolar após a extração dentária: Uma revisão sistemática e meta-análise. J. Clin. Periodontol. 2019;46((Suppl. 21)):195-223.

15. MacBeth N., Trullenque-Eriksson A., Donos N., Mardas N. Alterações nos tecidos duros e moles após a preservação do rebordo alveolar: Uma revisão sistemática. Clin. Oral Implants Res. 2017;28:982-1004.

16. MacBeth N.D., Donos N., Mardas N. Preservação do rebordo alveolar com regeneração óssea guiada ou técnica de selamento do alvéolo. Um ensaio clínico aleatório, simples-cego e controlado. Clin. Oral Implants Res. 2022;33:681-699.

17. Chisci G., Hatia A., Chisci E., Chisci D., Gennaro P., Gabriele G. Preservação do alvéolo após extração dentária: Particulate Autologous Bone vs. Deproteinized Bovine Bone. Bioengenharia. 2023;10:421.

18. Chisci G., Fredianelli L. Therapeutic Efficacy of Bromelain in Alveolar Ridge Preservation (Eficácia terapêutica da bromelaína na preservação do rebordo alveolar). Antibiotics. 2022;11:1542

19. Devlin H., Sloan P. Early bone healing events in the human extraction socket (Eventos iniciais de cicatrização óssea no alvéolo de extração humano). Int. J. Oral Maxillofac. Surg. 2002;31:641-645.

20. de Sousa Gomes P., Daugela P., Poskevicius L., Mariano L., Fernandes M.H. Molecular and Cellular Aspects of Socket Healing in the Absence and Presence of Graft Materials and Autologous Platelet Concentrates: Uma Revisão Focada. J. Oral Maxillofac. Res. 2019;10:e2.

21. Cardaropoli G., Araujo M., Lindhe J. Dinâmica da formação de tecido ósseo em locais de extração dentária. Um estudo experimental em cães. J. Clin. Periodontol. 2003;30:809-818.

22. Srinivas B., Das P., Rana M.M., Qureshi A.Q., Vaidya K.C., Ahmed Raziuddin S.J. Wound Healing and Bone Regeneration in Postextraction Sockets with and without Platelet-rich Fibrin (cicatrização de feridas e regeneração óssea em cavidades pós-extração com e sem fibrina rica em plaquetas). Ann. Maxillofac. Surg. 2018;8:28-34.

23. Davies J.E., Hosseini M.M. Histodinâmica da cicatrização de feridas endósseas. Em: Davies J.E., editor. Bone Engineering (Engenharia óssea). EM Squared Inc.; Toronto, ON, Canadá: 2000. pp. 1-14.

24. Barrientos S., Stojadinovic O., Golinko M.S., Brem H., Tomic-Canic M. Growth factors and cytokines in wound healing. Wound Repair. Regen. 2008;16:585-601.

25. Koh T.J., DiPietro L.A. Inflammation and wound healing: The role of the macrophage. Expert Rev. Mol. Med. 2011;13:e23.

26. Garlet G.P., Horwat R., Ray H.L., Jr., Garlet T.P., Silveira E.M., Campanelli A.P., Trombone A.P., Letra A., Silva R.M. Expression analysis of wound healing genes in human periapical granulomas of progressive and stable nature. J. Endod. 2012;38:185-190.

27. Fisher J.P., Lalani Z., Bossano C.M., Brey E.M., Demian N., Johnston C.M., Dean D., Jansen J.A., Wong M.E., Mikos A.G. Effect of biomaterial properties on bone healing in a rabbit tooth extraction socket model. J. Biomed. Mater. Res. A. 2004;68:428-438.

28. Scala A., Lang N.P., Schweikert M.T., de Oliveira J.A., Rangel-Garcia I., Jr., Botticelli D. Cicatrização sequencial de alvéolos de extração abertos. Um estudo experimental em macacos. Clin. Oral Implants Res. 2014;25:288-295.

29. Beck-Broichsitter B.E., Werk A.N., Smeets R., Grobe A., Heiland M., Cascorbi I., Wiltfang J., Hasler R., Becker S.T. Targeting gene expression during the early bone healing period in the mandible: Uma base para a engenharia do tecido ósseo. J. Craniomaxillofac. Surg. 2015;43:1452-1460.

30. Doherty M.J., Ashton B.A., Walsh S., Beresford J.N., Grant M.E., Canfield A.E. Vascular pericytes express osteogenic potential in vitro and in vivo. J. Bone Miner. Res. 1998;13:828-838.

31. Supakul S., Yao K., Ochi H., Shimada T., Hashimoto K., Sunamura S., Mabuchi Y., Tanaka M., Akazawa C., Nakamura T., et al. Pericytes as a Source of Osteogenic Cells in Bone Fracture Healing. Int. J. Mol. Sci. 2019;20:1079.

32. Hosokawa Y., Sakakura Y., Irie K., Kudo K., Kashiwakura I. Effects of local and whole body irradiation on the appearance of osteoblasts during wound healing in tooth extraction sockets in rats. J. Radiat. Res. 2010;51:181-186.

33. Bunnell B.A. Adipose Tissue-Derived Mesenchymal Stem Cells (Células estaminais mesenquimais derivadas do tecido adiposo). Células. 2021;10:3433.

doi: 10.3390/cells10123433.

34. Nahles S., Nack C., Gratecap K., Lage H., Nelson J.J., Nelson K. Bone physiology in human grafted and non-grafted extraction sockets-An immunohistochemical study. Clin. Oral Implants Res. 2013;24:812-819.

35. Evian C.I., Rosenberg E.S., Coslet J.G., Corn H. The osteogenic activity of bone removed from healing extraction sockets in humans. J. Periodontol. 1982;53:81-85.

36. Ahn J.J., Shin H.I. Formação de tecido ósseo em alvéolos de extração de locais com doença periodontal avançada: Um estudo histomorfométrico em humanos. Int. J. Oral Maxillofac. Implants. 2008;23:1133-1138.

37. Aimetti M., Romano F., Griga F.B., Godio L. Cicatrização clínica e histológica de alvéolos de extração humanos preenchidos com sulfato de cálcio. Int. J. Oral Maxillofac. Implants. 2009;24:902-909.

38. Heberer S., Al-Chawaf B., Jablonski C., Nelson J.J., Lage H., Nelson K. Cicatrização de alvéolos de extração não enxertados e enxertados após 12 semanas: Um estudo clínico prospetivo. Int. J. Oral Maxillofac. Implants. 2011;26:385-392

39. Lindhe J., Cecchinato D., Bressan E.A., Toia M., Araujo M.G., Liljenberg B. O processo alveolar da maxila edêntula em indivíduos com e sem periodontite. Clin. Oral Implants Res. 2012;23:5-11.

40. Kim J.H., Susin C., Min J.H., Suh H.Y., Sang E.J., Ku Y., Wikesjo U.M., Koo K.T. Extraction sockets: Factores que impedem a cicatrização errática. J. Clin. Periodontol. 2014;41:80-85.

41. Araujo M.G., Lindhe J. Alterações dimensionais da crista após a extração dentária. Um estudo experimental no cão. J. Clin. Periodontol. 2005;32:212-218.

42. Vignoletti F., Discepoli N., Muller A., de Sanctis M., Munoz F., Sanz M. Modelação óssea em alvéolos de extração recentes: Colocação imediata de implantes versus cicatrização espontânea: Um estudo experimental num cão beagle. J. Clin. Periodontol. 2012;39:91-97.

43. Sheng Z., Zheng F., Li J., Wang Y., Du Y., Liu X., Yu X. A desnervação atrasa a cicatrização óssea inicial da cavidade de extração de dentes de rato. Odontology. 2023;111:640- 648.

44. Hassumi J.S., Mulinari-Santos G., Fabris A.L.D.S., Jacob R.G.M., Goncalves A., Rossi A.C., Freire A.R., Faverani L.P., Okamoto R. Cicatrização óssea alveolar em ratos: Micro-CT, análise imunohistoquímica e molecular. J. Appl. Oral Sci. 2018;26:e20170326.

45. Yugoshi L.I., Sala M.A., Brentegani L.G., Lamano Carvalho T.L. Estudo histométrico da cicatrização de alvéolos após extração dentária em ratos tratados

com diclofenaco. Braz. Dent. J. 2002;13:92-96.

46. Younis W.H., Al-Rawi N.H., Mohamed M.A., Yaseen N.Y. Eventos moleculares na cicatrização de alvéolos dentários em coelhos diabéticos. Br. J. Oral Maxillofac. Surg. 2013;51:932-936.

47. Li Y., Ling J., Jiang Q. Inflammasomes in Alveolar Bone Loss. Front. Immunol. 2021;12:691013.

48. Covani U., Giammarinaro E., Panetta D., Salvadori P.A., Cosola S., Marconcini S. Alveolar Bone Remodeling with or without Collagen Filling of the Extraction Socket: Um estudo animal de tomografia de raios X de alta resolução. J. Clin. Med. 2022;11:2493.

49. Morelli T., Zhang S., Monaghan E., Moss K.L., Lopez B., Marchesan J. Alterações volumétricas tridimensionais após o aumento da cavidade com osso bovino desproteinizado e matriz de colagénio. Int. J. Oral Maxillofac. Implants. 2020;35:566-575.

50. Pagni G., Pellegrini G., Giannobile W.V., Rasperini G. Preservação do rebordo alveolar pós-extração: Bases biológicas e tratamentos. Int. J. Dent. 2012;2012:151030.

51. Jahangiri L., Devlin H., Ting K., Nishimura I. Perspectivas actuais na remodelação do rebordo residual e suas implicações clínicas: Uma revisão. J. Prosthet. Dent. 1998;80:224-237.

52. Tan W.L., Wong T.L., Wong M.C., Lang N.P. Uma revisão sistemática das alterações dimensionais dos tecidos moles e duros alveolares pós-extração em humanos. Clin. Oral Implants Res. 2012;23((Suppl. 5)):1-21.

53. Lekovic V., Camargo P.M., Klokkevold P.R., Weinlaender M., Kenney E.B., Dimitrijevic B., Nedic M. Preservação do osso alveolar em alvéolos de extração utilizando membranas bioabsorvíveis. J. Periodontol. 1998;69:1044-1049.

54. Hoffmann O., Bartee B.K., Beaumont C., Kasaj A., Deli G., Zafiropoulos G.G. Preservação do osso alveolar em alvéolos de extração utilizando membranas de dPTFE não reabsorvíveis: Um estudo retrospetivo não aleatório. J. Periodontol. 2008;79:1355-1369.

55. Choquet V., Hermans M., Adriaenssens P., Daelemans P., Tarnow D.P., Malevez C. Avaliação clínica e radiográfica do nível da papila adjacente a implantes dentários unitários. Um estudo retrospetivo na região anterior do maxilar. J. Periodontol. 2001;72:1364-1371.

56. Tarnow D., Elian N., Fletcher P., Froum S., Magner A., Cho S.C., Salama M., Salama H., Garber D.A. Distância vertical da crista óssea à altura da papila interproximal entre implantes adjacentes. J. Periodontol. 2003;74:1785-1788.

57. Pinho M.N., Roriz V.L., Novaes A.B., Jr., Taba M., Jr., Grisi M.F., de Souza

S.L., Palioto D.B. Membranas de titânio na prevenção do colapso alveolar após extração dentária. Implant. Dent. 2006;15:53-61.

58. Atwood D.A. Redução das cristas residuais: Uma entidade de doença oral importante. J. Prosthet. Dent. 1971;26:266-279.

59. Pramstraller M., Farina R., Franceschetti G., Pramstraller C., Trombelli L. Dimensões da crista da maxila posterior edêntula: uma análise retrospetiva de uma coorte de 127 pacientes utilizando dados de tomografia computorizada. Clin. Oral Implants Res. 2011;22:54-61.

60. Fickl S., Zuhr O., Wachtel H., Bolz W., Huerzeler M. Alterações tecidulares após extração dentária com e sem trauma cirúrgico: Um estudo volumétrico no cão beagle. J. Clin. Periodontol. 2008;35:356-363.

61. Saldanha J.B., Casati M.Z., Neto F.H., Sallum E.A., Nociti F.H., Jr. O tabagismo pode afetar as dimensões do processo alveolar e a densidade óssea radiográfica em sítios de extração maxilar: Um estudo prospetivo em humanos. J. Oral Maxillofac. Surg. 2006;64:1359-1365.

62. Levin L., Levine J. Cigarette smoking and radiographic alveolar bone height and density. N. Y. State Dent. J. 2010;76:31-35.

63. Rosa G.M., Lucas G.Q., Lucas O.N. Fumo de cigarro e osso alveolar em adultos jovens: Um estudo utilizando radiografias digitalizadas. J. Periodontal. 2008;79:232- 244.

64. Devlin H., Garland H., Sloan P. Healing of tooth extraction sockets in experimental diabetes mellitus. J. Oral Maxillofac. Surg. 1996;54:1087-1091.

65. Marin S., Popovic-Pejicic S., Radosevic-Caric B., Trtic N., Tatic Z., Selakovic S. Resultado do tratamento com ácido hialurónico na cicatrização de feridas pós-extração em pacientes com diabetes tipo 2 mal controlada: Um estudo aleatório controlado de boca dividida. Med. Oral Patol. Oral Cir. Bucal. 2020;25:e154-e160.

66. Zhao N., Wang X., Qin L., Zhai M., Yuan J., Chen J., Li D. Efeito do ácido hialurónico na formação óssea e suas aplicações em medicina dentária. J. Biomed. Mater. Res. A. 2016;104:1560-1569.

67. Liao J., Ren J., Qing W., Mu Y.D., Li P. Impacto do oxigénio hiperbárico na cicatrização de cavidades de extração de dentes e na preservação do rebordo alveolar. Clin. Oral Investig. 2020;24:2591-2601.

68. Canullo L., Del Fabbro M., Khijmatgar S., Panda S., Ravida A., Tommasato G., Sculean A., Pesce P. Avaliação dimensional e histomorfométrica dos biomateriais utilizados para a preservação do rebordo alveolar: A systematic review and network meta-analysis. Clin. Oral Investig. 2022;26:141-158.

69. Abellan D., Barallat L., Vilarrasa J., Cabezas M., Pascual La Rocca A., Valles C., Nart J. Preservação do rebordo em locais molares comparando

xenoenxerto versus aloenxerto ósseo liofilizado mineralizado: Um ensaio clínico aleatório. Clin. Oral Implants Res. 2022;33:511-523.

70. Solyom E., Szalai E., Czumbel M.L., Szabo B., Vancsa S., Mikulas K., Radoczy-Drajko Z., Varga G., Hegyi P., Molnar B., et al. A utilização de enxerto ósseo autógeno de dente é um método eficaz de preservação do rebordo alveolar - análise métrica e revisão sistemática. BMC Oral Health. 2023;23:226.

71. Majzoub J., Ravida A., Starch-Jensen T., Tattan M., Suarez-Lopez Del Amo F. The Influence of Different Grafting Materials on Alveolar Ridge Preservation (A influência de diferentes materiais de enxerto na preservação do rebordo alveolar): Uma Revisão Sistemática. J. Oral Maxillofac. Res. 2019;10:e6.

72. Araujo M.G., Linder E., Lindhe J. Colagénio Bio-Oss no espaço bucal em implantes imediatos: Um estudo de 6 meses no cão. Clin. Oral Implants Res. 2011;22:1-8.

73. Del Fabbro M., Tommasato G., Pesce P., Ravida A., Khijmatgar S., Sculean A., Galli M., Antonacci D., Canullo L. Materiais de selagem para sítios pós-extração: Uma revisão sistemática e meta-análise em rede. Clin. Oral Investig. 2022;26:1137-1154.

74. Barone A., Ricci M., Tonelli P., Santini S., Covani U. Alterações tecidulares de alvéolos de extração em humanos: Uma comparação entre a cicatrização espontânea e a preservação do rebordo com cicatrização secundária dos tecidos moles. Clin. Oral Implants Res. 2013;24:1231-1237.

75. Udeabor, S.E.; Heselich, A.; l-Maawi, S.; Alqahtani, A.F.; Sader, R.; Ghanaati, S. Conhecimentos actuais sobre a cicatrização do alvéolo de extração: Uma Revisão Narrativa. Bioengenharia 2023, 10, 1145.

CAPÍTULO - 5

CLASSIFICAÇÕES DE ALVÉOLOS E DEFEITOS ÓSSEOS E ÁRVORE DE DECISÃO COM OPÇÕES DE TRATAMENTO

Foram propostos vários sistemas para classificar as cavidades de extração. Estes sistemas visam classificar os alvéolos com base em critérios específicos, tais como o número de paredes ósseas, requisitos de enxerto e outros factores relevantes.

Em 1993, Misch e Dietsh classificaram os alvéolos e sugeriram diferentes materiais e técnicas de enxerto com base no número de paredes ósseas que permaneceram após a remoção do dente.[1]

1. **Soquete de cinco paredes ósseas (sem enxerto ou aloenxerto):** Este alvéolo tem cinco paredes e não necessita de enxerto ou material de aloenxerto.

2. **Soquete de quatro paredes ósseas (Auto-enxerto ou RGM e membrana de barreira):** Com quatro paredes, este alvéolo pode beneficiar de auto-enxerto ou membrana regenerativa (RGM) juntamente com uma membrana de barreira.

3. **Alvéolos com duas a três paredes ósseas (Regeneração óssea guiada + osso autógeno):** Para alvéolos com duas a três paredes, recomenda-se a regeneração óssea guiada (ROG) combinada com enxerto de osso autógeno.

4. **Alvéolo de uma parede óssea (enxerto em bloco Onlay de osso autógeno):** Uma cavidade de parede única pode ser tratada com um enxerto em bloco onlay utilizando osso autógeno.

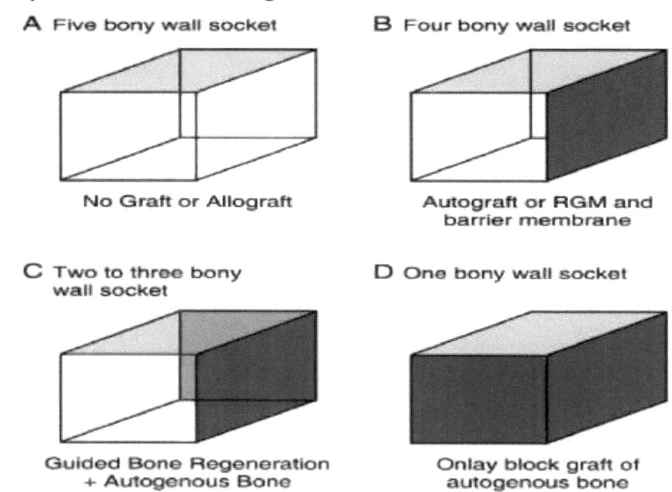

Figura 1: Os materiais de enxerto e as técnicas de enxerto de alvéolos estão relacionados com o número restante de paredes ósseas.[1]

Caplanis et al introduziram uma nova classificação em 2004, que incluía avaliações gerais das paredes de tecido duro e mole do alvéolo. Após a realização de estudos detalhados de avaliação do alvéolo cirúrgico, tornou-se evidente para os autores que a qualidade e a quantidade do tecido duro bucal é um fator-chave para uma cicatrização a longo prazo.[2]

Classificação da sondagem de defeitos de extração

Defeito Tipo	Geral Avaliação	"Paredes de soquetes afectadas	Biótipo	Tecido duro	Distância até à referência	Ideal Tecidos moles	Recomendações de tratamento
EDS-1	Imaculado	0	Espesso	0 mm	0-3 mm	Previsível	Implante imediato (uma fase)
EDS-2	Pristina a ligeiramente danificada	0-1	Fino ou grosso	0-2 mm	3-5 mm	Realizável mas não previsível	Preservação do local ou implante imediato (uma ou duas fases)
EDS-3	Danos moderados	1-2	Fino ou grosso	3-5 mm	6-8 mm	Ligeiro compromisso	Preservação do local e colocação do implante (duas fases)
EDS-4	Danos graves	2-3	Fino ou grosso	a6mm	mm	Comprometido	Preservação do local, desenvolvimento do local e colocação do implante (três fases)

Figura 2: Classificação de Caplanis da sondagem de defeitos de extração (EDS)[2]

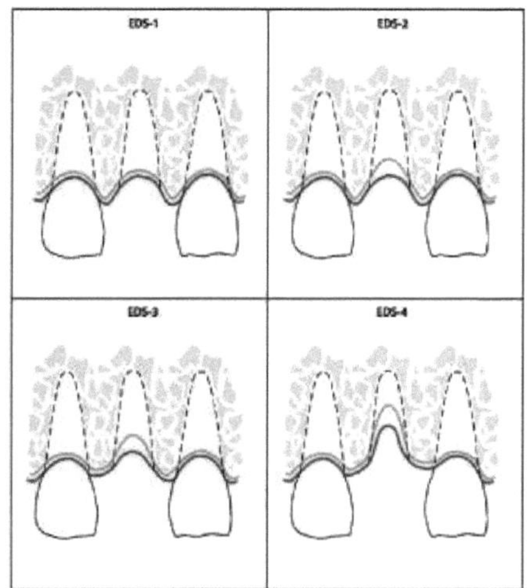

Figura 3: Ilustração dos defeitos EDS [2]

Em 2007, Elian et al propuseram uma classificação simplificada que ajuda a determinar a qualidade do osso após a extração, com base na presença de tecidos duros e moles bucais e palatinos. Esta classificação é não invasiva, o que ajuda o Os clínicos podem documentar e tratar melhor e decidir se a cirurgia do alvéolo cirúrgico está indicada ou não, se é necessário um implante imediato ou diferido ou não.[3]

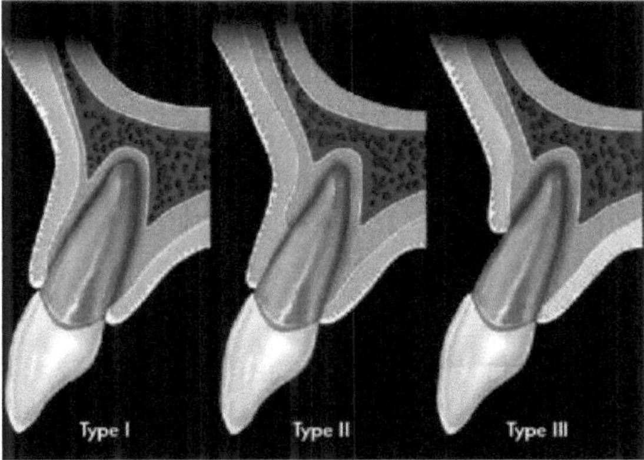

Figura 4: Ilustração dos três tipos de defeitos[3]

• "alvéolo tipo I: O tecido mole facial e a placa vestibular do osso estão em níveis normais em relação à junção cemento-esmalte do dente pré-extraído e permanecem intactos após a extração.
• alvéolo tipo II: O tecido mole facial está presente, mas a placa vestibular está parcialmente ausente após a extração do dente
• alvéolo tipo III: O tecido mole facial e a placa vestibular do osso estão ambos acentuadamente reduzidos após a extração do dente". [3]
As cavidades de tipo I não requerem qualquer procedimento de aumento e podem ser tratadas com implantes imediatos ou tardios. Os alvéolos de tipo II e III requerem tratamento do alvéolo devido a osso cortical vestibular deficiente e devem ser tratados como uma abordagem faseada devido à cicatrização do alvéolo, sendo necessária uma cirurgia adicional aos tecidos moles e duros antes da colocação do implante.[3]
Outra classificação e recomendação de tratamento do defeito de extração sugerida por Juodzbalys et al. baseou-se não só nas medições quantitativas dos tecidos duros e moles, mas também nas condições dos tecidos moles (quantidade e qualidade dos tecidos moles e biótipo dos tecidos gengivais), bem como nos parâmetros dos tecidos duros (altura do processo alveolar, osso disponível para além do ápice do alvéolo de extração, posição vertical da placa labial do alvéolo de extração, espessura do osso facial do alvéolo de extração, presença de lesões ósseas no alvéolo, altura do pico ósseo interdentário, distância M-D entre os dentes adjacentes e necessidade de angulação palatina). Todos estes itens são críticos para alcançar uma estética óptima dos implantes. Foram recomendadas determinadas abordagens de tratamento para cada categoria de alvéolo. Por exemplo, na categoria adequada, está indicada a

colocação imediata do implante e, frequentemente, é possível prever um bom resultado estético. Quando existe uma deficiência de tecido mole, devem ser tentados enxertos de tecido mole, como o enxerto de tecido conjuntivo subepitelial, para aumentar a altura e a espessura do tecido, de modo a que os resultados estéticos possam ser melhorados. Sugere-se também que os defeitos ósseos de deiscência de 2 mm sejam corrigidos com ROG.[4]

KG Largura

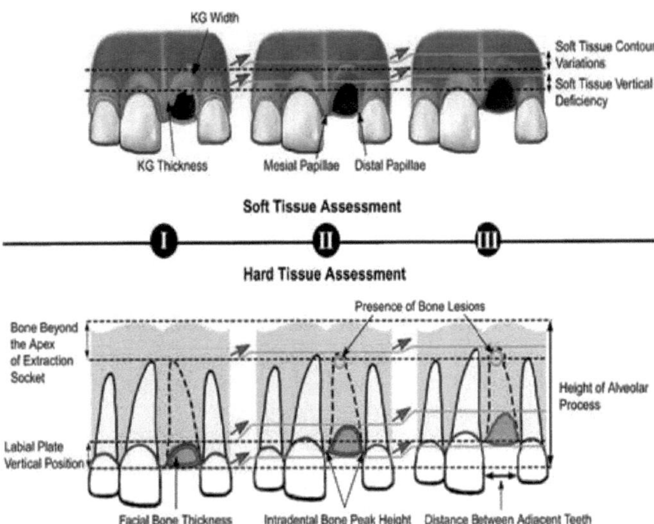

Figura 5: **Avaliações dos tecidos moles e duros do alvéolo de extração e tipos de alvéolos de extração. I, II e III = pontuações de avaliação.** [4]

Smith e Tarnow propuseram outro sistema de classificação para locais de extração de dentes posteriores em termos de morfologia do osso do septo, proposto em 2013. Esta classificação dos locais de extração de molares baseia-se no osso do septo disponível para a estabilização do implante imediatamente colocado. [5]

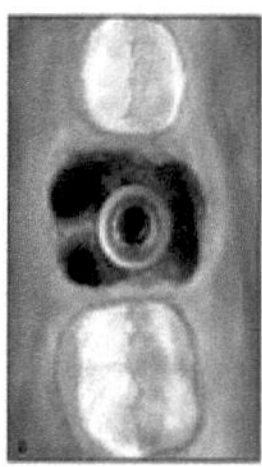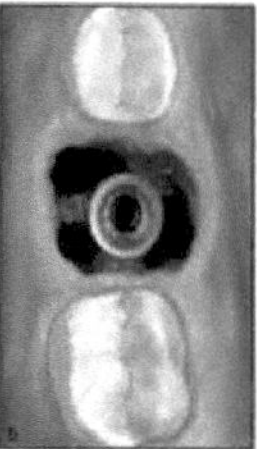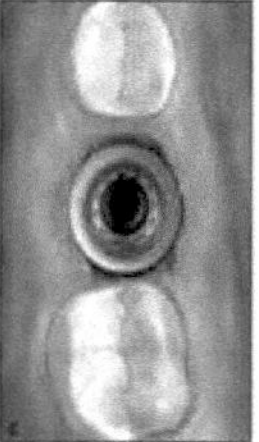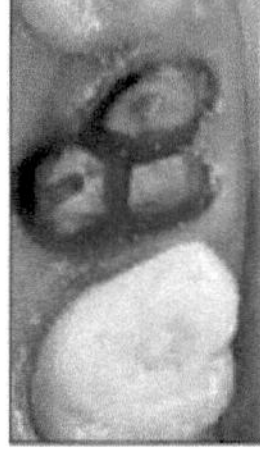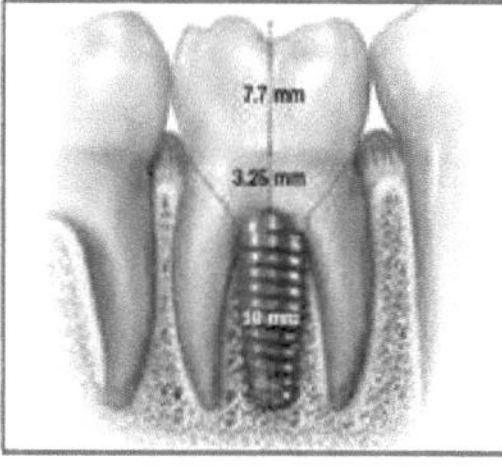

Fig la Casquinha tipo A A porção coronal do implante está completamente contida no osso septal.
Fig lb alvéolo tipo B. O implante está estabilizado, mas não completamente contido pelo osso septal: existe um espaço entre o implante e as paredes internas do alvéolo.
Fig 1c alvéolo Tipo C Não existe osso septal disponível para estabilização do implante. Para ser estável, um implante de diâmetro largo tem de encaixar nos aspectos interiores das paredes do alvéolo e/ou no osso apical ao alvéolo.
Fig 2 *(esquerda)* Primeiro molar superior seccionado antes da extração.
Fig. 3 *(direita)* O implante colocado no osso septal e na base do tronco radicular/no topo da furca resulta num espaço de execução adequado para perfis de emergência protéticos corretos.

Figura 6: Sistema de classificação de Smith e Tarnow [5]

Chu et al subclassificaram a classificação de alvéolos de extração previamente relatada e incluíram locais de extração com defeito ósseo[6] . Como citado anteriormente, Elian et al[3] descreveram uma classificação dos alvéolos de extração do Tipo 2 em que o tecido mole está presente mas a tábua óssea labial está ausente. Chu et al. propuseram uma subclassificação baseada na extensão da ausência da tábua óssea vestibular

Tipo 2A: Ausência do terço coronal da tábua óssea vestibular, a cerca de 5 mm a 6 mm da margem gengival livre (FGM).

Tipo 2B: Defeito de deiscência envolvendo o terço médio da placa labial, a cerca de 7 mm a 9 mm do MGF.

Tipo 2C: Defeito de deiscência envolvendo o terço apical da placa óssea labial, a cerca de 10 mm ou mais do FGM.

Estas subclassificações ajudam os clínicos a avaliar e gerir alvéolos de extração com defeitos de deiscência dentoalveolar labial .[6]

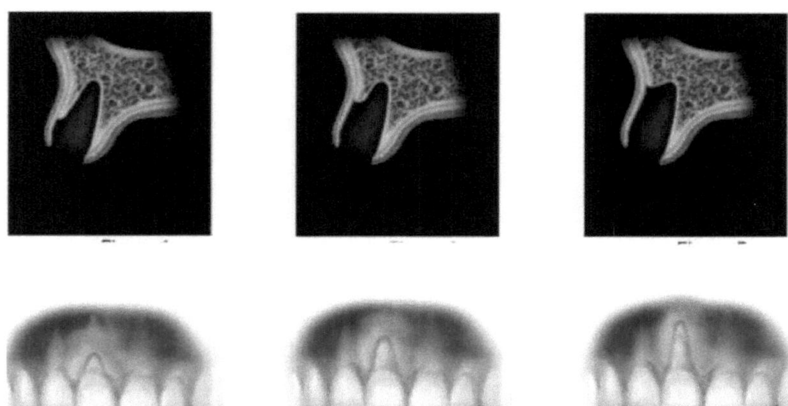

Figura 7: Esquema **da vista labial das cavidades dos tipos 2A, 2B e 2C** [6]

A classificação do alvéolo de extração realizada por El Chaar et al subclassificou o alvéolo de extração de acordo com a perda da tábua óssea vestibular, a altura do osso interproximal, a topografia apical e o biótipo do tecido mole. Esta classificação para dentes de raiz única centra-se na topografia do alvéolo de extração, enquanto o protocolo de tratamento de cada tipo de alvéolo tem em conta a forma do osso remanescente, o biótipo e a localização do alvéolo, quer seja na mandíbula ou na maxila. Este sistema baseia-se nos fundamentos biológicos da cicatrização de feridas e pode ajudar a orientar os clínicos para resultados de tratamento bem sucedidos .[7]

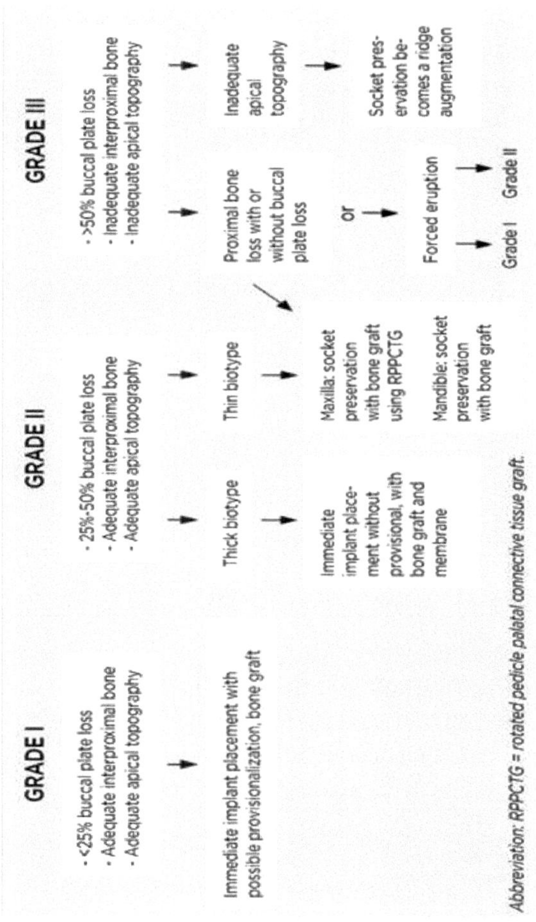

Figura 8: Classificações de soquetes e protocolo de tratamento de El Chaar et al 7

Os estudos anteriores centraram-se apenas em alvéolos de extração recentes, enquanto que, em contextos clínicos, os alvéolos alveolares estão normalmente associados a inflamação crónica. Uma vez que a extensão da destruição dos tecidos varia em função da origem e da gravidade da inflamação, as cavidades alveolares infectadas podem apresentar várias configurações dos tecidos moles e duros remanescentes após a extração dentária. Kim et al, em 2021, propuseram uma classificação dos alvéolos de extração com inflamação crónica desenvolvida com base na morfologia do defeito ósseo e dos tecidos moles no momento da extração do dente. Os alvéolos de extração foram classificados em

5 tipos: tipo I, tipo II, tipo III, tipo IV (A & B) e tipo V. Neste sistema, a gravidade da degradação do osso e dos tecidos moles aumenta do tipo I para o tipo V, enquanto o potencial de reconstrução e a previsibilidade do tratamento diminuem de acordo com a mesma sequência de tipos de alvéolos.[8]

Tipo	Osso residual	O nível dos tecidos moles	Configuração de defeitos	Patologia	Potencial de cura
Tipo I	WNL	WNL	Defeito de 4 paredes	Origem endodôntica, fratura, cárie grave	Bom
Tipo 11	Perda óssea bucal ou palatina/lingual	WNL	Defeito de 3 paredes	Origem periodontal, combinação periodontal-endodôntica	Bom
Tipo III	Perda óssea bucal ou palatina/lingual	Recessão gengival bucal ou palatina/lingual	Defeito de 3 paredes	Origem periodontal, combinação periodontal-endodôntica	Pobres
Tipo IV-A	Perda óssea bucal e palatina/lingual (<50%)	WNL	Defeito de 4 ou 2 paredes	Origem periodontal, combinação periodontal-endodôntica	Pobres
Tipo IV-B	Osso bucal e palatino/lingual perda (>50%)	WNL	Defeito de 2 paredes	Origem periodontal, combinação periodontal-endodôntica	Muito pobre
Tipo V	Perda óssea bucal e palatina/lingual	Recessão gengival bucal e palatina/lingual	Defeito de 4 ou 2 paredes	Origem periodontal, combinação periodontal-endodôntica	Pobres

WNL: dentro dos limites normais.

Figura 9: Classificações e subtipos de tomadas por Kim et al em 2021[8]

Steigmann et al, em 2022, classificaram a anatomia do alvéolo pós-extrativo em três categorias com base nas caraterísticas do osso bucal, incluindo a altura, a espessura e a presença de deiscência ou fenestração .[9]

CLASSE	ST1	ST2	ST3
DEFINIÇÃO	Osso bucal intacto A Espessura ⌐ 1 mm B Espessura < 1 mm	Fenestração do osso bucal [A]	Deiscência do osso bucal Altura da deiscência: S 1/3 da altura do osso bucal B 1/3-2/3 da altura do osso bucal c 22/3 da altura do osso bucal

Figura 10: Classificação do tipo de tomada (ST) por Steigmann et al em 2022[9]

A classificação ST representa uma avaliação da anatomia auto-contentora do alvéolo que varia entre o potencial regenerativo mais elevado para ST1 e o mais baixo para ST3C

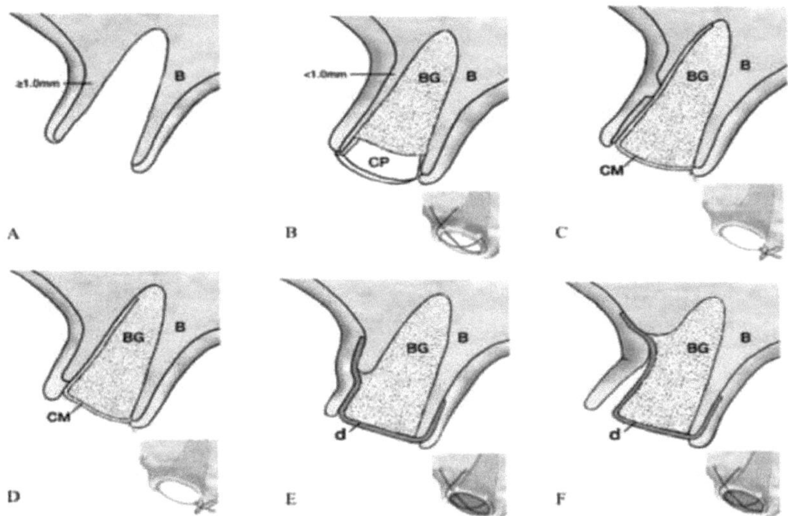

Figura 11: Classificação do tipo de tomada (ST) Representação esquemática por Steigmann et al em 2022[9]

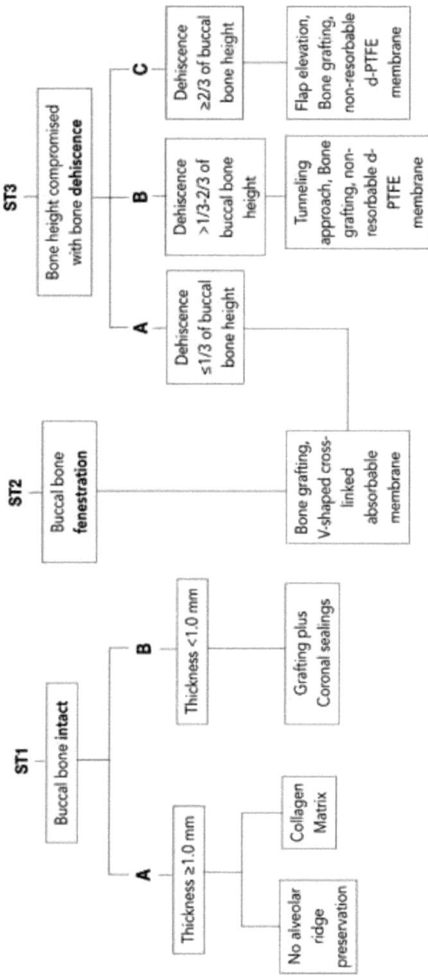

Figura 12: Árvore de decisão que associa caraterísticas anatómicas a opções de tratamento sugeridas9

Sabri et al, em 2023, propuseram um novo sistema de classificação baseado na combinação de factores relacionados com o paciente, parâmetros clínicos e radiográficos. O sistema de classificação não só permite a inclusão abrangente de vários parâmetros cruciais na colocação de implantes (como a previsão da posição futura do implante e a dificuldade da osteotomia, etc.), mas também, em contraste com os sistemas anteriormente introduzidos, é capaz de classificar a ES antes da extração e também tem em conta os factores relacionados com o paciente como modificadores de classe após a extração.[10]

	Clássico	Classe II	Classe III
Etiologia	Não periodontal	Lesão periodontal ou endo-perio ligeira	Lesão periodontal ou endo-perio grave
Recessão gengival (mm)	<3	-	>3
Fenótipo dos tecidos moles	Grosso	Fino	-
Largura do osso bucal (mm)	>2	<2	-
Perda óssea bucal	Intacto	<50%	>50%
Perda óssea interproximal	Não	Sim	-
Patologia apical	Não	Sim	-
Posição da raiz	Adjacente à placa vestibular/no centro	Adjacente à placa palatina	Pelo menos 2/3 da raiz a envolver as placas vestibular e palatina

Figura 13: Sistema de classificação de Sabri et al ,2023[10]

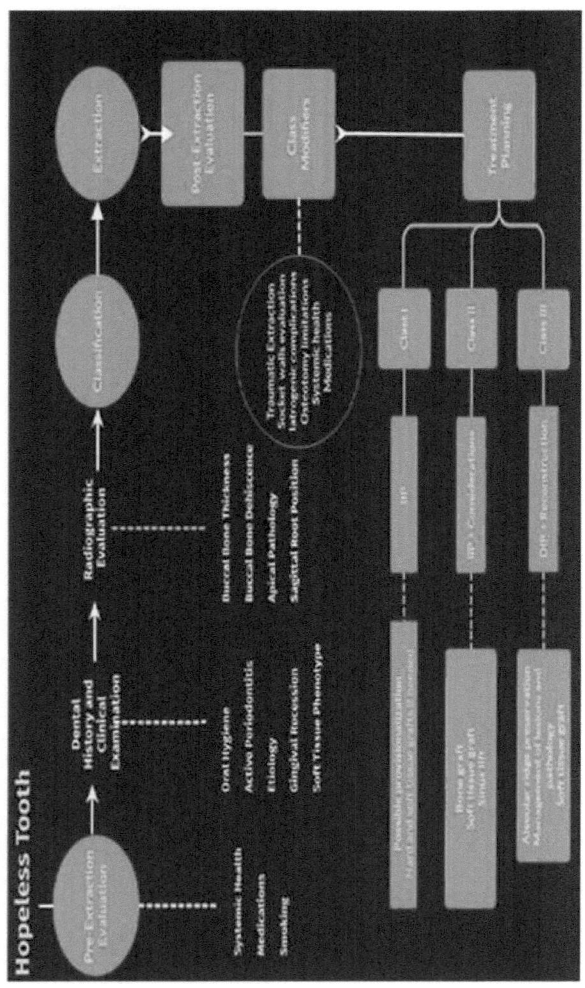

Figura 14: O fluxograma a seguir para a gestão de alvéolos de extração. DIP, colocação retardada de implantes; IIP, colocação imediata de implantes10

44

Estudo Ano de publicação Parâmetros dos tecidos duros Parâmetros dos tecidos moles Métodos de avaliação

Estudo	Ano de publicação	Parâmetros dos tecidos duros	Parâmetros dos tecidos moles	Métodos de avaliação
Caplanis et al.	2005	Nível ósseo bucal, perda	Contorno dos tecidos moles	Radiográfico, visual
Elian et al.	2007	Espessura do osso bucal	Cor dos tecidos moles	Distância, palatal
Juodzbalys et al.	2008	Nível da placa óssea vestibular	Biótipo de tecido mole	N/R (dados não comunicados)
Smith e Tarnow	2013	Imediatamente colocado	Biótipo periodontal	Modelo cirúrgico
Chu et al.	2015	Perda da placa bucal	Biótipo de tecido mole	N/R (dados não comunicados)
El Chaar et al.	2016	Perda da placa bucal	Biótipo de tecido mole	N/R (dados não comunicados)
Jung-Ju Kim et al.	2021	Configuração do defeito ósseo residual	Nível dos tecidos moles	Patologia, potencial de cura
Steigmann et al.	2022	Altura, espessura, presença de deiscência ou fenestração	Não aplicável	Não aplicável
Hamoun Sabri et al.	2023	Dimensões do osso bucal remanescente, topografia apical, paredes do defeito	Saúde dos tecidos moles, recessão da gengiva, fornecimento de sangue	Factores relacionados com o doente, clínicos e radiográficos

Figura 13: Análise das classificações das tomadas nas últimas 3 décadas[110]

REFERÊNCIAS :

1. Resnik RR, Misch CE. Posicionamento ideal do implante. Em: Resnik RR, editor. Misch's contemporary implant dentistry. 4a ed. Elsevier; 2020. p. 670-705.

2. Caplanis N, Lozada JL, Kan JY. *Avaliação, classificação e gestão de defeitos de extração. J Calif Dent Assoc. 2005 Nov;33(11):853-63.*

3. Elian N, Cho SC, Froum S, Smith RB, Tarnow DP. *Uma classificação simplificada do alvéolo e técnica de reparação. Pract Proced Aesthet Dent. 2007 Mar;19(2):99-104; quiz 106.*

4. Juodzbalys G, Sakavicius D, Wang HL. *Classificação de alvéolos de extração com base em componentes de tecidos moles e duros. J Periodontol. 2008 Mar;79(3):413-24.*

5. Smith RB, Tarnow DP. Classificação dos locais de extração de molares para colocação imediata de implantes dentários: nota técnica. Int J Oral Maxillofac Implants. 2013 May-Jun;28(3):911-6.

6. Chu SJ, Sarnachiaro GO, Hochman MN, Tarnow DP. *Subclassificação e gestão clínica de cavidades de extração com defeitos de deiscência dentoalveolar labial. Compend Contin Educ Dent. 2015 Jul-Ago;36(7):516, 518-20, 522 passim.*

7. El Chaar E, Oshman S, Fallah Abed P. *Bases de extração de raiz única: Classificação e protocolo de tratamento. Compend Contin Educ Dent. 2016 Sep;37(8):537-541;quiz542*

8. Kim JJ, Ben Amara H, Chung I, Koo KT. Soquetes de extração comprometidos: uma nova classificação e prevalência envolvendo perda de tecido mole e duro. J Periodontal Implant Sci. 2021 Abr;51(2):100-113.

9. Steigmann, L.; Di Gianfilippo, R.; Steigmann, M.; Wang, H.-L. Classificação baseada na morfologia do osso bucal do soquete de extração e árvore de decisão de tratamento relacionada. Materials 2022, 15, 733.

10. Sabri H, Barootchi S, Heck T, Wang HL. Classificação de alvéolos de extração de raiz única: Uma revisão sistemática e proposta de um novo sistema de classificação baseado em factores morfológicos e relacionados com o paciente. J Esthet Restor Dent. 2023 Jan;35(1):168-182

<u>OBJECTIVOS, INDICAÇÕES E CONTRA-INDICAÇÕES DA PRESERVAÇÃO DO ALVÉOLO CIRÚRGICO</u>

<u>OBJECTIVOS DA PRESERVAÇÃO DAS TOMADAS</u>

❖ Para reduzir a perda de volume do osso alveolar

❖ Para permitir a instalação e a estabilidade de um implante dentário

❖ Para reduzir a necessidade de procedimentos adicionais de enxerto ósseo

❖ Para melhorar o resultado estético da prótese final

❖ Para regenerar o osso mais rapidamente, permitindo uma implantação e restauração mais precoces

❖ Para permitir que os tecidos gerados proporcionem a osteointegração do implante

A definição atual de sucesso estético em implantologia dentária inclui uma aparência natural para os tecidos moles peri-implantares. Embora seja difícil de alcançar, a restauração ideal do implante deve incluir tecidos moles com a proporção correta de gengiva queratinizada e mucosa alveolar, perturbação mínima da posição da junção mucogengival e cicatrização mínima dos tecidos moles. O nível da margem gengival deve ser simétrico em relação ao dente contralateral, e os tecidos moles devem apresentar cor, contorno, textura e tonalidade naturais, incluindo as papilas interdentárias proporcionais em relação aos dentes adjacentes e contralaterais. A espessura dos tecidos moles deve ser adequada para tornar o implante subjacente e as margens da restauração discretos .[1]

Todos estes requisitos relativos aos tecidos moles dependem de uma base de volume, contorno e densidade ósseos adequados, não só para alcançar a estabilidade primária do implante, mas também para proporcionar uma estrutura de suporte dos tecidos moles que rodeiam o implante. Recentemente, foi avançada uma correlação direta da espessura dos tecidos moles com a anatomia/espessura do osso subjacente. Frequentemente, os pacientes que se apresentam para colocação de implantes dentários têm a anatomia do rebordo alveolar gravemente comprometida em resultado de uma fratura da raiz, fracasso do tratamento endodôntico, trauma facial ou periodontite destrutiva crónica. Muitas vezes, os dentes afectados já foram removidos sem ter em consideração o plano de tratamento final, resultando em defeitos maiores do que os que teriam ocorrido de outra forma.

A preservação do alvéolo alveolar tem sido utilizada para descrever "uma técnica na qual os alvéolos de extração completamente contidos são preenchidos com um material de substituição óssea e/ou selados com membranas, enquanto que na preservação do rebordo alveolar, os alvéolos de extração danificados também são incluídos". O objetivo da preservação do alvéolo é obter um local cicatrizado com preservação do contorno, evitando defeitos nos tecidos duros e/ou moles que aumentam o desafio da reconstrução sem comprometer a estética e a estabilidade a longo prazo.

A manutenção da dimensão ideal do rebordo alveolar e a preservação do alvéolo após a extração do dente são objectivos fundamentais na terapia com implantes. Após a extração do dente, a remodelação dos tecidos duros e moles faz parte do processo de cicatrização fisiológica normal que ocorre no rebordo edêntulo remanescente. Esta remodelação afecta negativamente as dimensões do rebordo nos aspectos vestibulolingual e apicocoronal.

Para os sítios pré-molares e molares, *Schropp et al* relataram reduções da largura do rebordo até 50% (uma perda média de 6,1 mm) no primeiro ano após a extração e, relativamente aos sítios anteriores e pré-molares, descreveram uma perda média de 3,87 mm na largura do rebordo e de 1,67 a 2,03 mm na altura do rebordo. Para os clínicos, o objetivo é proporcionar um tratamento que preserve os contornos naturais do tecido do rebordo após a extração dentária .[2]

A **indicação** para a preservação do alvéolo de extração é a seguinte :[3]

• Diminui a atrofia do rebordo alveolar após extração de dentes para tratamento com próteses sobre implantes

• Colocação imediata de implantes indicada em alvéolos de extração recentes com um defeito de parede que requer uma placa cortical vestibular adequada

• Restauração de defeitos ósseos causados por infecções, traumatismos e extracções traumáticas

• Dentes anteriores com espessura óssea vestibular <2 mm

• Áreas na proximidade de estruturas anatómicas (seio maxilar e canal mandibular).

A **contraindicação** para a preservação do alvéolo de extração é a seguinte

• Condições médicas que impedem a colocação de implantes

• alvéolo extraído com lesões ósseas superiores a 5 mm, onde não pode ser colocado um futuro implante

• Não é aconselhável quando há penetração da raiz de um molar no seio maxilar

• Nos casos de atrofia do processo alveolar maxilar e de projeção do pavimento nasal pode haver risco de perfuração do pavimento nasal .[3]

REFERÊNCIAS :

1. Wang, Hom-Lay; Kiyonobu, Koichi; Neiva, Rodrigo F. DDSJ. Aumento do alvéolo: Fundamentação e Técnica. Implantologia 13(4):p 286296, dezembro de 2004.

2. Schropp L, Wenzel A, Kostopoulos L, Karring T. Cicatrização óssea e

alterações do contorno dos tecidos moles após extração de um único dente: um estudo prospetivo clínico e radiográfico de 12 meses. Int J Periodontics Restorative Dent. 2003;23:313-323.

3. Haggerty C, Laughlin R. Preservação do local de extração (alvéolo). Atlas de Cirurgia Oral e Maxilofacial Operatória. John Wiley & Sons, Inc.; 2015

CAPÍTULO - 7

GESTÃO CLÍNICA E CALENDARIZAÇÃO DA COLOCAÇÃO DE IMPLANTES

A preservação do alvéolo de extração é planeada, em termos gerais, em duas zonas baseadas na localização: zona anterior estética e zona posterior não estética. Nas zonas estéticas, são investigadas considerações estéticas, como a deficiência dos tecidos moles faciais, a ausência de parede vestibular do alvéolo de extração >50% e a perda óssea horizontal >2 mm. As considerações funcionais são, se não for possível alcançar a estabilidade primária, a presença de, pelo menos, <3 mm de osso para além do ápice do alvéolo de extração e o contacto do implante com as paredes ósseas .[1]

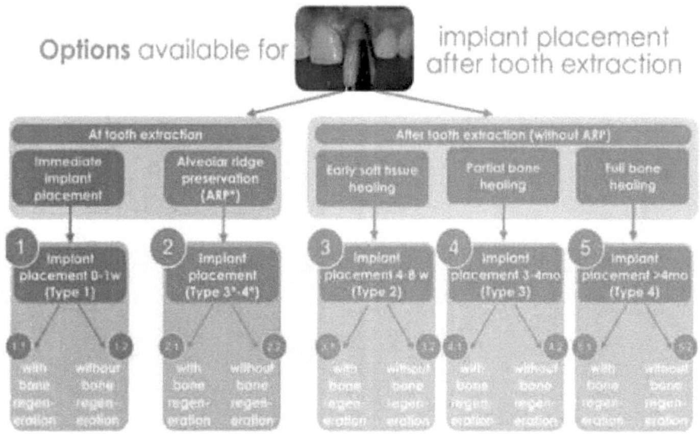

Figura 1: Gestão do alvéolo de extração e calendarização da colocação do implante: Relatório de consenso e recomendações clínicas do grupo 3 do XV Workshop Europeu de Periodontologia[2]

Nas zonas não estéticas, são verificadas as seguintes considerações estéticas, como a deficiência dos tecidos moles faciais em redor do alvéolo de extração, a ausência da parede vestibular do alvéolo de extração e a perda óssea horizontal >3 mm. Do mesmo modo, as considerações funcionais são, se não for possível obter estabilidade primária, a presença de, pelo menos, 3 mm de osso para além do ápice do alvéolo de extração e a ausência de osso septal.[1]

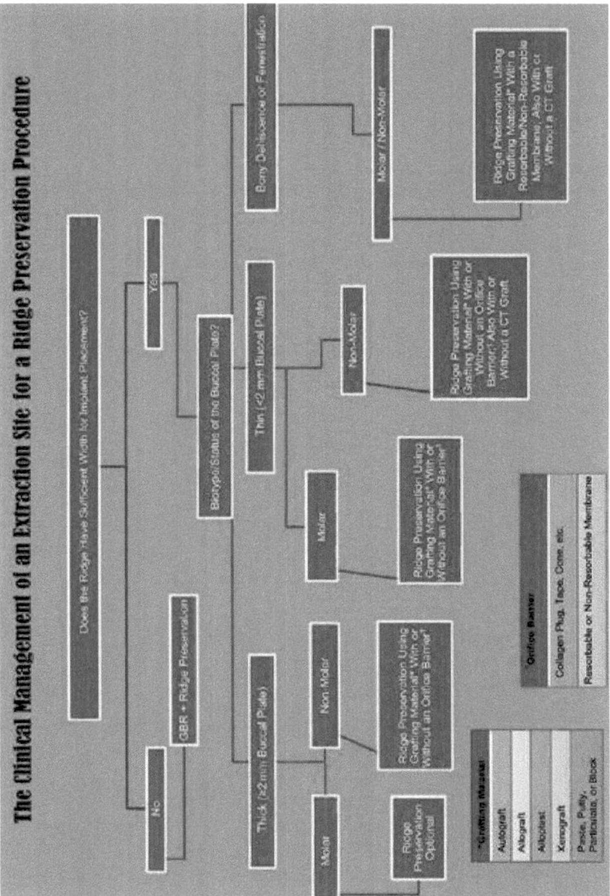

Figura 2: Árvore de decisão: seleção da estratégia de tratamento3.

A gestão adequada de um alvéolo de extração deve basear-se numa análise cuidadosa da apresentação clínica e do plano de tratamento restaurador. Além disso, o médico deve considerar os achados cirúrgicos intra-operatórios, incluindo a espessura da placa vestibular e o biótipo clínico, a presença de fenestrações ou deiscências vestibulares e os locais molares e não molares. Dependendo do material de enxerto utilizado, o clínico pode ou não optar por cobrir o enxerto com uma barreira de orifício em alguns casos. Podem ser indicados enxertos CT adjuntos em áreas com biótipo fino, recessão gengival ou outro potencial compromisso estético .[3]

Indicações e vários motivos para a extração de alvéolos	Zona estética	Zona não-estética
Estética	Deficiência dos tecidos	Deficiência dos tecidos

	moles faciais Ausência da parede vestibular do alvéolo de extração >50% Perda óssea horizontal >2 mni	moles faciais do alvéolo de extração Ausência de parede bucal Perda óssea horizontal >3 mm
Funcional Se a estabilidade primária não pode ser alcançado	Osso disponível para além do vértice de tomada de extração <3 mm e ausência de contacto entre o implante e as paredes ósseas	Osso disponível para além de o vértice da extração tomada <3 mm e ausência de osso septal

Figure 2   : Árvore de decisão: seleção da estratégia de tratamento .[1]

Em 2018, uma árvore de decisão clínica descreveu as indicações clínicas e para tecidos moles, tecidos duros e moles e preservação de tecidos duros. A preservação de tecido duro foi proposta para alvéolos com mais de 50% de perda da placa vestibular que requerem aumento do rebordo.[4]

Opção de tratamento	Objetivo	Indicações clínicas	Limitações
Preservação dos tecidos moles	Melhorar a quantidade e a qualidade dos tecidos moles no momento da extração do dente	Dentes anquilosados com deficiências verticais de tecidos moles. Dentes com recessões nos tecidos moles. Dentes com falta de tecido queratinizado	Dentes com infecções agudas. Grandes defeitos ósseos. Técnica sensível em termos de gestão de tecidos moles em locais com defeitos extensos de tecidos moles
Preservação de tecidos duros e moles (selagem do alvéolo)	Regenerar e preservar o tecido duro e o tecido mole aquando da extração do dente sem elevação do retalho	Pequenos defeitos ósseos vestibulares (menos de 50% da tábua óssea vestibular em falta), com ou sem defeitos nos tecidos moles. Como método de colocação de implantes 4-6 meses depois Pônticos de reconstruções convencionais	A técnica de selagem do alvéolo não permite a preservação a 100% do contorno do rebordo e, por conseguinte, necessita, em áreas altamente estéticas, de um pequeno aumento adicional do contorno
Preservação de tecidos duros (regeneração óssea guiada)	Regenerar e aumentar o osso alveolar aquando da extração de um dente	Grandes defeitos ósseos vestibulares (>50% da tábua óssea vestibular em falta), programados para colocação tardia (>6 meses) de implantes	Cirurgia invasiva no momento da extração do dente sem colocação de implante. Tempo de cicatrização longo

Figura 3: Árvore de decisão para tecidos moles, tecidos duros e moles e preservação de tecidos duros[4]

REFERÊNCIAS :

1. Ebenezer ES, Muthu J, Balu P, Kumar RS. Técnicas de preservação de soquetes: Uma visão geral com revisão da literatura. Revista SRM de Investigação em Ciências Dentárias. 2022 Jul 1;13(3):115-20.

2. Tonetti MS, Jung RE, Avila-Ortiz G, Blanco J, Cosyn J, Fickl S, Figuero E, Goldstein M, Graziani F, Madianos P, Molina A. Management of the extraction socket and timing of implant placement: Relatório de consenso e recomendações clínicas do grupo 3 do XV Workshop Europeu de Periodontologia. Jornal de periodontologia clínica. 2019 Jun;46:183-94.

3. Frost NA, Banjar AA, Galloway PB, Huynh-Ba G, Mealey BL. O processo de decisão para procedimentos de preservação do rebordo após a extração dentária. Avanços Clínicos em Periodontia. 2014 Feb;4(1):56-63.

4. Kalsi AS, Kalsi JS, Bassi S. Preservação do rebordo alveolar: porquê, quando e como. Jornal dentário britânico. 2019 Aug;227(4):264-74.

CAPÍTULO - 8

MATERIAIS PARA A CONSERVAÇÃO DE BASES

Preservação da crista através de enxertos ósseos

São utilizados muitos materiais de enxerto, que incluem o auto-enxerto (oral ou extra-oral), o aloenxerto (por exemplo, osso humano liofilizado), o xenoenxerto (bovino ou suíno) e aloplastos ou materiais sintéticos (hidroxiapatite, fosfato tricálcico e vidro bioativo), que são colocados em alvéolos de extração frescos completamente desbridados. Os substitutos ósseos são materiais de enxerto utilizados na ARP para facilitar a regeneração óssea óptima após a extração dos dentes. [1]

INDICAÇÕES
* Tratamento das fracturas tardias ou não consolidadas.
* Preenchimento de defeitos ósseos ou cavidades
* Implantologia dentária
* Lacunas de osteotomia em cirurgia ortognática
* Zona de defeitos nas fendas faciais
* Aumento do malar, aumento do queixo e aumento do nariz
* Aumento do rebordo alveolar.

CONTRA-INDICAÇÕES
* Controlo inadequado da placa bacteriana/conformidade insuficiente do doente .
* Recessão gengival considerável na área cirúrgica.
* Cratera de tecido mole na área cirúrgica.
* Largura insuficiente da gengiva queratinizada.

VANTAGENS
* Ao reconstruir o periodonto, é possível reverter o processo da doença
* Aumento do suporte dentário, melhoria da função e melhoria da estética
* Aplicação para todas as categorias de defeitos intra-ósseos e certos defeitos de furca
* Para aumentar o potencial osteogénico, podem ser incorporados factores de crescimento para uma reversão completa da doença.

DESVANTAGENS
* Aumenta o tempo de tratamento.
* Tratamento pós-operatório mais longo.
* Os auto-enxertos requerem dois locais.
* Variabilidade na reparação e previsibilidade.
* Disponibilidade de material de enxerto.
* Sensível à técnica.

REQUISITOS IDEAIS

- Não tóxico
- Resistente à infeção
- Forte e resistente
- Facilmente adaptável
- Disponibilidade imediata e suficiente
- Procedimento cirúrgico mínimo

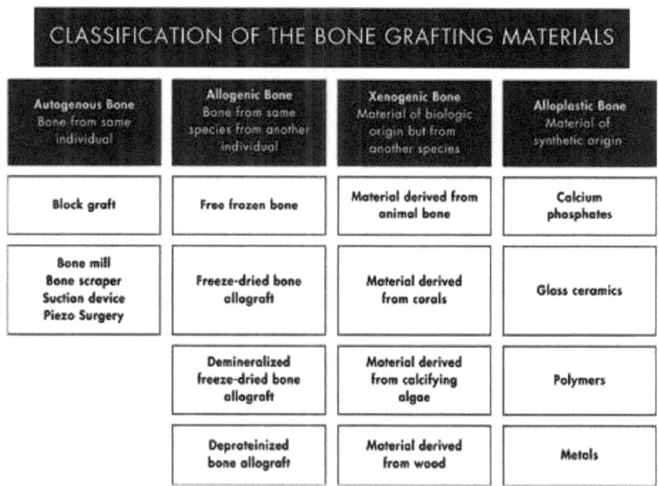

Figura 1: Tipos de enxertos ósseos[1]

Existem três categorias distintas de **aloenxertos, xenoenxertos e substitutos ósseos sintéticos**. Os aloenxertos, derivados de dadores humanos e normalmente obtidos de cadáveres, são processados para garantir a segurança e a eficácia antes da utilização. Incluem tipos como a matriz óssea desmineralizada (DBM) e o aloenxerto ósseo liofilizado (FDBA), que actuam como suportes osteocondutores para promover o crescimento ósseo. Por outro lado, os xenoenxertos são obtidos a partir de diferentes espécies, normalmente bovinos ou suínos, servindo como suportes biocompatíveis para a regeneração óssea, sendo o mineral ósseo bovino um tipo predominante. Apresentam propriedades osteocondutoras, auxiliando no crescimento e desenvolvimento das células ósseas do paciente O "padrão ouro" entre esses materiais de enxerto é o osso autógeno. Becker et al. compararam aloplastos particulados com osso autógeno em sete locais emparelhados, verificando que, após 3 meses, se formava osso novo nos locais onde se colocava osso autógeno, mas não nos locais onde se utilizavam aloplastos. Os locais intra-orais mais comuns para a colheita de osso autógeno são em torno do local da cirurgia, do ramo ascendente, do queixo e da tuberosidade maxilar. [2,3,4]

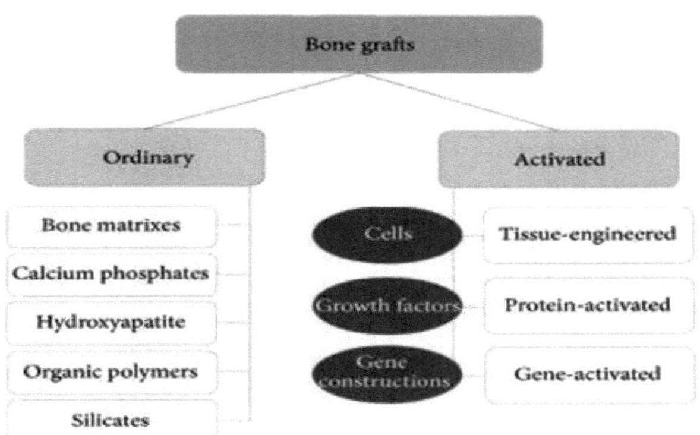

Figura 2: Variantes de enxertos ósseos para regeneração óssea[3]

Os estudos de Wardani et al. e Saliba et al. exploraram a aplicação de aloenxertos e xenoenxertos, respetivamente, na ARP. Enquanto Wardani et al. observaram resultados favoráveis com aloenxertos, Saliba et al. encontraram um potencial significativo de cicatrização de feridas e uma regeneração óssea razoável com xenoenxertos, embora com uma maior perceção da dor. A justaposição de aloenxertos e xenoenxertos realça as suas caraterísticas divergentes. Os aloenxertos derivados de humanos podem oferecer uma melhor integração biológica, ao passo que os xenoenxertos derivados de bovinos, com as suas taxas de reabsorção mais longas, proporcionam um suporte sustentado, embora possam atrasar a regeneração óssea completa. Enquanto os aloenxertos implicam um risco de transmissão de doenças e de reacções imunogénicas, embora mínimo devido a normas de processamento rigorosas, os xenoenxertos apresentam um risco menor devido à barreira interespécies, embora existam preocupações em relação às doenças causadas por priões. Ambos os tipos de enxertos têm mostrado resultados clínicos promissores na preservação e regeneração do volume ósseo. No entanto, a maior perceção de dor associada aos xenoenxertos, conforme observado no estudo de Saliba et al. Os factores económicos, a disponibilidade, os regulamentos regionais e as preferências dos doentes também podem influenciar a escolha entre aloenxertos e xenoenxertos .[3]

Caraterísticas do material	Ideal	Auto-enxerto	Aloenxerto	Xenoenxerto	Al lop last
Biocornpatibilidade	+	i	i	i	i
Segurança	i		<■/-	i	i
Caraterísticas da superfície	i	4	4	4	i
Geometria	i	4	4	1	i
Manuseamento	i	+	+ /-	1	i
Caraterísticas mecânicas	i	+	+■/-	1	-

Osteogénico	i	+	-	-	-
Indutividade osteo	4	1	+/-	-	-
Osteo co nd utividade	1	+	+	+	+

Figura 3: Caraterísticas de vários enxertos ósseos [2]

1. Osso autógeno

É o osso obtido do mesmo indivíduo, que reúne as caraterísticas de osteocondução, osteoindução e osteogénese; no entanto, a sua principal desvantagem é a morbilidade da zona dadora. As zonas dadoras podem ser divididas em intra-orais (ramo mandibular, tuberosidade maxilar, zonas pós-extração, exostoses) e extra-orais (crista ilíaca).

Os autoenxertos ósseos podem ser considerados o padrão de ouro para o tratamento de defeitos não unionais devido às suas caraterísticas osteocondutoras que permitem o crescimento de osteoblastos como um andaime, bem como por terem a propriedade de serem osteoindutores devido a terem proteínas morfogenéticas e outros factores de crescimento que podem ajudar na diferenciação de células mesenquimais para a linhagem osteogénica e, finalmente, é um enxerto que pode fornecer factores osteogénicos como as células estaminais mesenquimais. Por outro lado, o facto de provir do mesmo indivíduo significa que não existe o risco de uma reação imunitária ou de infecções transmissíveis. No entanto, as suas limitações incluem a morbilidade adicional de outro local de dador e a quantidade limitada de recolha.

Em 2005, foi relatado um caso de ESP com osso autógeno, utilizando o osso vestibular do canino maxilar e levantando um retalho palatino rodado. No entanto, o osso autógeno não tem sido amplamente utilizado devido ao seu elevado risco de reabsorção.

2. Osso xenogénico

É um material biológico obtido a partir de diferentes espécies, sendo as principais de origem animal, corais e algas calcificadas. Funcionam como uma matriz osteocondutora e a sua principal desvantagem é a rejeição por parte do paciente devido a factores religiosos.

Atualmente, os xenoenxertos são geralmente utilizados em implantologia dentária, incluindo osso bovino anorgânico e osso porcino. Artzi et al. relataram 82,3% de preenchimento de alvéolos de extração com novo osso 9 meses após ESP utilizando mineral ósseo bovino poroso (PBBM). O PBBM é um substituto ósseo biocompatível e aceitável para ESP que não apresenta reabsorção durante 9 meses. Em 2018, o mineral ósseo suíno desproteinizado (DPBM) apresentou resultados de ESP comparáveis aos do DBBM.

3. Osso sintético

São materiais sintéticos que têm como objetivo replicar as caraterísticas dos materiais biológicos e funcionam como osteocondutores. Vários produtos ósseos sintéticos têm sido relatados como tendo resultados eficazes no ESP, incluindo Bioplant HTR, hidroxiapatite (HA), fosfato de cálcio bifásico (BCP), vidro bioativo e sulfato de cálcio .[1,4]

4. Osso alogénico

É um enxerto obtido a partir de um indivíduo da mesma espécie; actua como osteocondutor. A vantagem em relação ao auto-enxerto é o facto de evitar um segundo local de cirurgia. A principal desvantagem é o baixo efeito regenerativo devido ao nível de variabilidade das suas propriedades osteoindutoras. Isto afecta o desempenho clínico e reduz a previsibilidade.

O osso alogénico, como o aloenxerto ósseo liofilizado, tem sido amplamente utilizado na implantologia dentária. Para melhorar o potencial de cicatrização óssea e reduzir a mobilidade do enxerto ósseo, o osso alogénico pode ser fabricado sob a forma de massa ou gel e pode ser misturado com partículas de osso xenogénico ou sintético.

Material	Fonte	Exemplos	Taxa de reabsorção aos três meses	Volumes disponíveis	Reabsorção horizontal média	Caraterísticas
Autógeno	O paciente	Intra-oral: Sínfise mandibular, Ramo mandibular, Tuberosidade Extra-orais: crista ilíaca, costela, fíbula, tíbia	21.08%	78.92%	2,8 mm	Osteogénese
Aloenxertos	Mesma espécie	Enxerto ósseo liofilizado desmineralizado	21.75%	78.25%	1,52 mm	Osteocondução
Xenoenxertos	Diferentes espécies	Bovinos, Equinos, Suínos	19.3%	80.7%	3,4 mm	Osteocondução
Aloplásticos	Sintéticos	Hidroxiapatite, Sulfato de cálcio, Fosfato de cálcio, Bioglass	13.67%	86.33%	1,84 mm	Osteocondução

Figure 4   **Comparação de vários tipos de enxertos ósseos** [4]

5. Factores de crescimento

A preservação do alvéolo/cume e a cicatrização óssea podem ser melhoradas com factores de crescimento, incluindo a proteína morfogenética óssea humana recombinante-2 (rhBMP-2), o concentrado de plaquetas (plasma rico em plaquetas [PRP], fibrina rica em plaquetas [PRF]), o péptido sintético de ligação celular P-15 (Putty P15) e o fator de crescimento endotelial vascular (VEGF)[5]

Fator de crescimento	Componente principal	Produtor
Emdogain	Proteínas da matriz do esmalte	Straumann, Alemanha
OP-1	BMP-7 recombinante	Stryker Biotech, EUA
Infundir	BMP-2 recombinante	Medtronic, EUA
GEM21S	Enxerto ósseo com PDGF-BB recombinante	BioMimetic Therapeutics Inc., EUA
Massa de vidraceiro i-	Proteína P-15 [ligando as integrinas *a2fi*])	Cerapedalloics, EUA

Fator

Figure 5   **Vários factores de crescimento utilizados nos enxertos ósseos.[3]**

Material biológico	Indicações	Limitações/ccntraindicações
Osso autógeno	• Aumento ósseo vertical • Diretamente adjacente a fios expostos numa superfície da planta para otimizar a formação de novo osso • B lock gra f ts utilizados para aumentos de 1 arge ho rizonta 1 e ver tlca 1, tais como laterais maxilares congenitamente ausentes	■ Taxa de reabsorção rápida - em muitos casos pode ser optimizada através da combinação com um xenoenxerto não reabsorvível ■ Pouca utilização durante a pré-serviço do rebordo após a extração de dentes ■ Pouco benefício adicional durante os procedimentos de segmentação do seio maxilar
FDBAs	• Bioma terlal de gelo para preservação de cumeeiras • Utilizado frequentemente para procedimentos de aumento de pecado • Enxerto ótico de substituição de implantes para aumento das ligações 1 de orlzonta l/ve r e regeneração de defeitos peri-implantares	Apesar de ser o material de enxerto mais utilizado no mercado, é menos osteoindutivo quando comparado com o DIFD BA
DFDBAs	• Regeneração periodontal de defeitos intra-ósseos e de furca • Liberta mais factores de crescimento e é considerado mais osteoindutor quando comparado com o FDBA	As taxas de reabsorção rápidas limitam a sua utilização na preservação do rebordo e em procedimentos de ROG
Xenoenxertos	• Aumento do contorno como uma segunda camada exterior não reabsorvível " Aumento do rebordo vertical (combinado com auto-enxertos) • Procedimentos de aumento do seio maxilar para manter o ganho ósseo ao longo do tempo (combinado com aloenxertos) • Embalagens em setas em implantologia imediata (especialmente na zona estética) • Frequentemente utilizado como material de enxerto quando é possível recear uma reabsorção rápida (por exemplo, em doentes osteoporóticos) e para limitar a perda de dimensão do corpo	Utilização de xenoenxertos não reabsorvíveis contra-indicada para alvéolos de extração - Fraca capacidade de induzir a formação de novo osso quando comparado com auto-enxertos e aloenxertos. Por estas razões, são frequentemente combinados com outros enxertos ósseos durante a terapia regenerativa
Enxertos ósseos fabricados sinteticamente	• As indicações primárias são paraᵃ holi stic" pacientes • Utilizado quando as crenças pessoais/religiosas o exigem soluções alternativas	Normalmente, não são tão osteopromotores como outros enxertos de substituição disponíveis

Abreviaturas: DFDBA, enxerto ósseo desmineralizado e desidratado; FDB A, aloenxerto ósseo liofilizado.

Figura 6: Indicações clínicas e contra-indicações de vários materiais de enxerto ósseo utilizados frequentemente em medicina dentária regenerativa 2

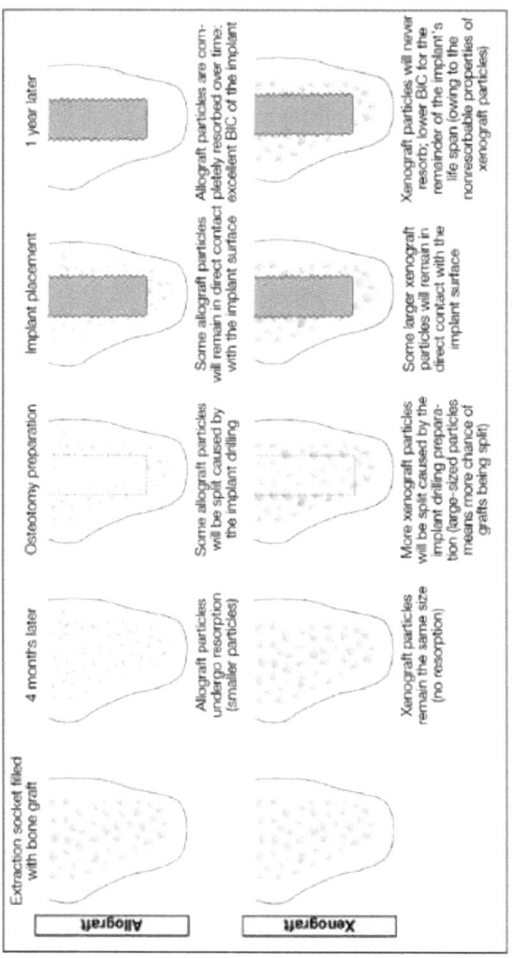

Figura 7: Diferenças entre o preenchimento de um alvéolo de extração com um aloenxerto e um xenoenxerto. Embora ambos sejam capazes de regenerar adequadamente a formação de novo osso, o aloenxerto será substituído ao longo do tempo, enquanto o xenoenxerto permanecerá mesmo anos após a implantação 2

Preservação da cumeeira por membrana de barreira

A primeira aplicação de membranas de barreira na boca ocorreu em 1982, no contexto da regeneração dos tecidos periodontais através da ROG, como alternativa aos procedimentos cirúrgicos ressectivos para reduzir a profundidade das bolsas. Uma membrana de barreira é utilizada na técnica da ROG para cobrir o defeito ósseo e criar um espaço isolado, que impede o crescimento do tecido conjuntivo no espaço e facilita a prioridade de crescimento do tecido ósseo. Uma vantagem adicional da membrana é a proteção da ferida contra a rutura mecânica e a contaminação salivar.

Os critérios para as membranas de barreira devem ser os seguintes

- Biocompatível
- Exclui tipos de células não desejados
- Permite a integração de tecidos
- Cria e mantém o espaço
- É fácil de aparar e colocar

Foram propostas várias técnicas cirúrgicas, através da ROG, para a reconstrução óssea tridimensional da maxila severamente reabsorvida, utilizando diferentes tipos de substitutos ósseos com propriedades regenerativas, osteoindutivas ou osteocondutoras, que são depois colocados no defeito ósseo e cobertos por membranas reabsorvíveis. Nos casos em que os materiais de aumento utilizados são auto-enxertos (transferência de tecido da mesma pessoa) ou aloenxertos (tecido de membros geneticamente diferentes da mesma espécie[12]), a densidade óssea é bastante baixa e a reabsorção do local enxertado pode, nestes casos, atingir até 30% do volume original. Outros materiais disponíveis são os xenoenxertos (dador de tecido de outra espécie) e o osso autógeno.6 Para uma maior previsibilidade, recomenda-se a utilização de membranas de d-politetrafluoroetileno (d-PTFE) não reabsorvíveis reforçadas com titânio, como barreira contra a migração de células epiteliais no local do enxerto. Em doentes com problemas sistémicos, está indicada a colaboração interdisciplinar para ajustar o historial terapêutico de modo a não afetar negativamente o tratamento implanto-protético.[13] Os tratamentos actuais para a doença periodontal destrutiva não são capazes de restaurar o osso danificado e o suporte de tecido conjuntivo para os dentes (defeitos infra-ósseos) .[6]

Atualmente, existem dois tipos de membranas de barreira disponíveis: reabsorvíveis e não reabsorvíveis.

Categoria de membranas	Vantagens	Desvantagens	Exemplos comerciais
Não reabsorvível	• Numerosos estudos demonstram o seu sucesso • Pode ser reforçado com titânio • Permanecer intacto até à remoção • Facilmente fixado com	• Exigir uma segunda cirurgia para a remoção • Aumentar a morbilidade dos doentes • Se exposto, deve ser removido • Pode ser sensível à	Membranas de cPTFE, por exemplo, Gore-Tex (Gore Medical, Flagstaff, Ariz.) - Gore-Tex reforçado com titânio

	tachas de titânio ou reabsorvíveis • Maior preenchimento ósseo se a membrana não estiver exposta • Reação mínima dos tecidos se a membrana não for exposta	técnica	
Reabsorvível	• Numerosos estudos demonstram o seu sucesso • Não necessita de remoção cirúrgica • Diminuição da morbilidade dos doentes • Melhoria da cicatrização dos tecidos moles • Reação favorável aos tecidos à exposição da membrana • Económica; apenas uma cirurgia • Não tem de ser removido se estiver exposto	• Duração incerta da função da membrana de barreira • Difícil de alinhar • Ligeiramente menos preenchimento ósseo do que as membranas não reabsorvíveis • A resposta inflamatória dos tecidos pode interferir com a cicatrização e a ROG • Pode ser sensível à técnica	• Neomem (matriz de colagénio bovino; Citagenix Inc., Laval, Que.) • Bio-Gide (matriz de colagénio porcino; Geistlich AG, Wolhusen, Suíça) • Ossix (barreira de colagénio reticulado; Implant Innovations Inc., Palm Beach Gardens, Flórida)

ePTF£ - politetrafluoroetileno expandido; GBR = regeneração óssea guiada

Figura 8: Tipos de membranas de barreira[6]

Membranas não reabsorvíveis:

Os principais tipos de membranas de barreira não reabsorvíveis são o politetrafluoroetileno expandido (e-PTFE), o politetrafluoroetileno de alta densidade (d- PTFE), a malha de titânio e o PTFE reforçado com titânio.

O politetrafluoroetileno expandido (e-PTFE) tornou-se a membrana não reabsorvível mais comum utilizada para a regeneração óssea na década de 1990. O Gore-Tex era o tipo mais popular de e-PTFE. A membrana de e-PTFE é sinterizada com poros de 5 - 20 gm dentro da estrutura do material. A membrana de e-PTFE comporta-se como uma barreira para impedir que os fibroblastos e várias células do tecido conjuntivo entrem no defeito ósseo, de modo a permitir que as células de movimento mais lento, que são osteogénicas, repovoem o defeito. Um estudo utilizou membranas de e-PTFE para cobrir defeitos ósseos de tamanho médio construídos cirurgicamente nos ângulos mandibulares de ratos. Consequentemente, a membrana de e-PTFE actuou como uma barreira para os tecidos moles e acelerou a cicatrização óssea, que teve lugar entre 3-6 semanas, ao passo que não ocorreu qualquer cicatrização no grupo de controlo sem membrana durante um período de 22 semanas .[5]

O método biológico de osteopromoção por exclusão é bom para prever o crescimento do rebordo ou a regeneração de defeitos.

1. politetrafluoroetileno expandido

A membrana de PTFE expandido (e-PTFE), pioneira na implantologia dentária, e o padrão de ouro para a regeneração óssea. As suas origens remontam a 1969 e, no início da década de 1990, tinha-se estabelecido firmemente como a referência para os protocolos de regeneração óssea. As membranas de e-PTFE são submetidas a um processo de sinterização que tece poros que variam entre 5 e 20 nm no próprio tecido do material. As membranas de e-PTFE apresentam caraterísticas distintas em cada lado: numa faceta, uma espessura de cerca de 1 mm associada a 90 por cento de porosidade actua como um escudo contra o crescimento epitelial; enquanto no lado oposto, uma espessura mais elegante de 0,15 mm, portanto 30 por cento de porosidade, cria um refúgio para o osso em crescimento e impede a intrusão de tecido fibroso.

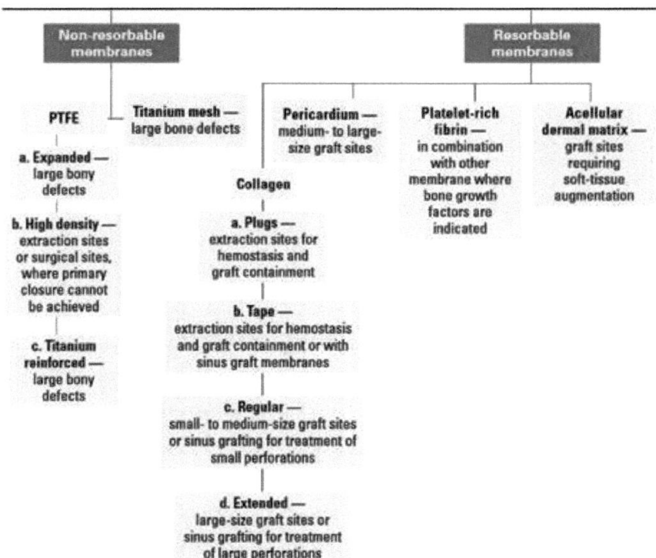

Figura 7: Resumo das membranas de barreira mais recentes utilizadas para a ARP [6]

A membrana de e-PTFE actua como uma barreira protetora. Funciona como uma proteção, impedindo que os fibroblastos e outras células do tecido conjuntivo entrem no defeito ósseo.15 Isto dá espaço para que as células com potencial de crescimento ósseo preencham lentamente o defeito, como uma onda lenta mas constante de restauração. Uma desvantagem prevalecente associada ao e- PTFE é o seu tamanho de poro relativamente grande, que pode facilitar a

Com um tamanho médio de poro que varia entre 5 e 20 nm, e com as bactérias patogénicas a terem normalmente menos de 10 nm de diâmetro, o potencial para os microrganismos atravessarem a membrana de e-PTFE altamente porosa quando exposta torna-se uma complicação comum.

2. Politetrafluoroetileno de alta densidade

Devido às complicações associadas às membranas de e-PTFE, foi desenvolvido no início dos anos 90 um material de maior densidade, com menos de 0,3 microns, conhecido como Cytoplast. Este PTFE de alta densidade, frequentemente designado por PTFE denso ou d-PTFE, surgiu como uma resposta. Nomeadamente, o d-PTFE apresentou uma menor suscetibilidade à colonização bacteriana em comparação com as membranas de e-PTFE, levando a uma diminuição do risco de infecções. As vantagens inerentes a estas membranas residem na sua elevada densidade e nas pequenas dimensões dos poros, o que evita a necessidade de fechar os tecidos moles. A composição desta membrana impede a passagem de bactérias, facilitando a difusão do oxigénio e o movimento de moléculas minúsculas. Além disso, devido à ausência de crescimento de tecido, o processo de remoção das membranas de d-PTFE é notavelmente simplificado.

De acordo com Bartee, a utilização de d-PTFE revela-se particularmente vantajosa quando o fecho primário apresenta desafios devido à tensão. Este cenário é frequentemente encontrado em procedimentos como a preservação do rebordo alveolar, a gestão de defeitos ósseos substanciais e a colocação imediata de implantes pós-extração. Nestes casos, as membranas de d-PTFE oferecem a vantagem de serem deixadas expostas, preservando efetivamente os tecidos moles e a posição da junção mucogengival. Esta abordagem pode contribuir potencialmente para melhores resultados de cicatrização, uma vez que elimina a necessidade de incisões de libertação extensas que podem comprometer o fornecimento de sangue e levar à perda de tecido queratinizado. A utilização de membranas de d-PTFE poderia, por conseguinte, servir como um meio para promover uma cicatrização mais eficaz nestes cenários .[5]

3. Malha de titânio

O titânio, um material amplamente utilizado na medicina dentária e em vários domínios médicos, encontra aplicações tanto na sua forma metálica pura como numa liga misturada com metais não preciosos como o alumínio, o vanádio ou o níquel. Tanto o metal puro

e as suas ligas apresentam uma excelente biocompatibilidade, uma resistência mecânica robusta, uma durabilidade duradoura, uma baixa densidade e uma resistência à corrosão. Além disso, o titânio é uma substância bioinerte, capaz de servir como um metal estável devido ao rápido desenvolvimento de uma camada passiva protetora.

As principais vantagens da malha de titânio residem na sua capacidade de manter e conservar o espaço de regeneração pretendido sem colapsar. Notavelmente flexível, pode ser dobrada e moldada para se adaptar a diversos requisitos.

Esta adaptabilidade permite a sua utilização no auxílio à regeneração óssea, mesmo em situações em que a preservação do espaço não é uma preocupação. As perfurações da malha garantem que não obstrui o fornecimento direto de sangue proveniente do periósteo para os tecidos subjacentes e para o material de enxerto ósseo. Além disso, apresenta uma biocompatibilidade total com os tecidos orais, o que contribui para a sua adequação para utilização em procedimentos orais.

A aplicação da malha de titânio estende-se a duas abordagens distintas: Pode ser utilizada antes da inserção do implante dentário (conhecida como abordagem faseada) para aumentar o volume ósseo. Em alternativa, pode ser utilizada juntamente com a colocação de implantes dentários (designada por abordagem não faseada) .[7]

4. PTFE reforçado com titânio

Para aumentar a firmeza das membranas de e-PTFE e d-PTFE, foi incorporado titânio na estrutura da membrana de PTFE. Esta infusão de titânio resultou numa maior estabilidade estrutural, tornando estas membranas mais susceptíveis de serem personalizadas para um ajuste preciso no interior do defeito. Estas membranas revelam-se especialmente valiosas na gestão de defeitos ósseos de grandes dimensões

Desvantagens das membranas não reabsorvíveis

Embora tanto os estudos clínicos como os experimentais tenham demonstrado resultados de tratamento notáveis através da utilização de membranas não reabsorvíveis em procedimentos de RNG e ROG, é importante reconhecer que existem complicações específicas associadas à sua utilização.

1. A deiscência da ferida pode surgir devido a uma cobertura incompleta ou a uma recessão gengival durante o processo de cicatrização.

2. A exposição prematura das membranas de barreira ao ambiente oral, seguida de colonização bacteriana, pode levar à remoção precoce dessas membranas.

3. As infecções das feridas que ocorrem após a exposição das membranas de e-PTFE têm o potencial de comprometer os resultados dos procedimentos de enxerto.

4. A necessidade de uma intervenção cirúrgica secundária para extrair a membrana bio-inerte.

5. Devido à rigidez inerente às membranas não reabsorvíveis, é frequentemente necessária uma estabilização adicional através da utilização de mini-parafusos e

tachas.[7]

Membranas reabsorvíveis :[5,6,7]

Existem muitos tipos diferentes de membranas reabsorvíveis, mas os principais são os polímeros sintéticos e os biomateriais naturais. Os polímeros sintéticos são constituídos por uma bicamada de ácido poliláctico ou por membranas derivadas do colagénio. Estas membranas podem ser obtidas a partir de bovinos, suínos ou da derme. Por exemplo, o Emdogain, que demonstrou melhorar significativamente os níveis de fixação à sondagem (1,1 mm) e a redução da profundidade da bolsa periodontal (0,9 mm) quando comparado com um placebo ou materiais de controlo. Taxas de reabsorção que variam de seis a 24 semanas, dependendo das suas diferentes estruturas químicas. Com a membrana reabsorvível utilizada, a membrana biodegrada-se. Não é necessária uma segunda cirurgia para remover a membrana, o que evitará qualquer perturbação do processo de cicatrização dos tecidos regenerados. Uma membrana reabsorvível sintética (por exemplo: Powerbone Barrier Membrane) é uma alternativa ideal ao material de colagénio reabsorvível. Ensaios clínicos aleatórios compararam a estabilidade do osso aumentado entre uma membrana reabsorvível sintética e uma membrana de colagénio com regeneração óssea guiada em simultâneo com a colocação de implantes dentários na zona estética em termos de espessura do osso facial. O sucesso depende de vários factores: a presença de osteoblastos no local, um fornecimento de sangue suficiente, a estabilização do enxerto durante a cicatrização e o facto de os tecidos moles não estarem sob tensão.

Indicações

Existem várias utilizações da regeneração óssea com recurso a membranas:

- Fenestração e deiscência
- Construção de osso à volta de implantes colocados em cavidades dentárias após extração de dentes
- Preservação do alvéolo para futura implantação de dentes falsos ou próteses
- Elevação do seio maxilar antes da colocação do implante
- Preenchimento do osso após a remoção da raiz de um dente, cistectomia ou remoção de dentes impactados
- Reparação de defeitos ósseos em redor de um implante dentário causados por peri-implantite
- Aumento vertical e horizontal dos maxilares superior e inferior Cavidade cística

Contra-indicações

As contra-indicações incluem:

- Fumar

- Higiene oral inadequada realizada pelo próprio
- Muitos locais de defeitos ósseos e tecidulares
- Incapacidade de fechar a ferida após a cirurgia devido à insuficiência de tecidos moles
- Envolvimento grave da furca, ou seja, grau 3
- Doenças sistémicas, por exemplo, diabetes

1. Membranas poliméricas

- As membranas poliméricas são componentes integrais da moderna implantologia dentária, desempenhando um papel fundamental nos procedimentos de regeneração tecidular guiada (RTG) e regeneração óssea guiada (ROG). Estas membranas são construídas a partir de vários polímeros biocompatíveis e revolucionaram a forma como os clínicos abordam casos complexos que envolvem defeitos ósseos e colocação de implantes .[5]

- As membranas poliméricas são constituídas por polímeros sintéticos, tais como poliésteres, poliglicóis (PGAs), polilácidos (PLAs) ou os seus copolímeros. A beleza destas substâncias artificiais reside na sua capacidade de serem reproduzidas de forma fiável em quantidades quase ilimitadas. As membranas poliméricas demonstram a sua importância ao preservarem habilmente o osso alveolar nos alvéolos de extração e ao prevenirem o aparecimento de defeitos no rebordo alveolar. Além disso, desempenham um papel crucial na elevação do processo de aumento do rebordo em redor de implantes expostos. O PGA, o PLA e os seus copolímeros oferecem um benefício clínico significativo: têm a capacidade de sofrer uma biodegradação total, acabando por se decompor em dióxido de carbono e água através do ciclo de Krebs. Esta caraterística única elimina a necessidade de um procedimento cirúrgico subsequente para a sua remoção.

Name	Type	Source	Resorption Rate
Newport Biologics™ Resorbable Collagen Plug (Glidewell Direct)	Type I collagen	Bovine dermis	Less than 30 days
HeliTAPE® Absorbable Collagen Wound Dressing; HeliPLUG® Absorbable Collagen Wound Dressing; HeliCOTE® Absorbable Collagen Wound Dressing (Integra LifeSciences Corp.; Plainsboro, N.J.)	Type I collagen	Bovine tendon	2–4 weeks
Platelet-Rich Fibrin	-	Whole blood	10–27 days
Newport Biologics™ Resorbable Collagen Membrane 3-4 (Glidewell Direct)	Type I collagen	Porcine peritoneum	3–4 months
BioMend® Membrane (Zimmer Biomet Dental; Palm Beach Gardens, Fla.)	Type I collagen	Bovine tendon	6–8 weeks
BioMend Extend™ Membrane (Zimmer Biomet Dental)	Type I collagen	Bovine tendon	18 weeks
Newport Biologics™ Resorbable Collagen Membrane 4-6 (Glidewell Direct)	Type I collagen	Porcine tendon	4–6 months
OrACELL® Decellularized Dermis (LifeNet Health; Virginia Beach, Va.)	Acellular dermis	Human dermis	4 months
OsseoGuard Flex® Membrane (Zimmer Biomet Dental)	Type I and Type III collagen	Bovine tendon	6–9 months
Xymphony™ Contour Adapting Resorbable Membrane (Salvin Dental Specialties; Charlotte, N.C.)	Extracellular matrix	Porcine	30 weeks

Figura 8: Membranas reabsorvíveis - Tiques, fonte e taxa de reabsorção[6]

2. Membranas de colagénio

As membranas de barreira de colagénio são um componente essencial no domínio da implantologia dentária, especificamente no domínio dos procedimentos de regeneração tecidular guiada (GTR) e regeneração óssea guiada (GBR). Estas membranas reabsorvíveis, fabricadas a partir de colagénio tipo 1 ou de uma combinação de colagénio tipo 1 e tipo 3, uma proteína abundante no corpo, são muito promissoras para promover uma regeneração de tecidos bem sucedida e melhorar os resultados dos tratamentos com implantes.

Os materiais de colagénio para utilização como membranas de barreira oferecem uma multiplicidade de vantagens. Estas incluem capacidades como a hemostase, a indução de quimiotaxia nos fibroblastos do ligamento periodontal e nos fibroblastos gengivais, a imunogenicidade mínima, a manipulação e adaptação simples, o impacto direto na formação óssea e o potencial para aumentar a espessura dos tecidos. Em resultado destas qualidades, o material de colagénio surge como uma seleção ideal para uma barreira bioabsorvível GTR ou GBR.

O colagénio representa mais de metade do conteúdo proteico do corpo humano. A degradação de uma membrana de colagénio, executada através de reacções enzimáticas, reflecte a renovação natural dos tecidos. Hoje em dia, as membranas de colagénio provêm predominantemente de fontes alogénicas ou xenogénicas, ganhando uma força significativa no domínio da implantologia dentária. Estas membranas servem de estruturas de suporte para a osteocondução, reforçam a agregação plaquetária, asseguram a estabilidade do coágulo e até atraem fibroblastos para uma cicatrização eficaz. A reabsorção das membranas de colagénio ocorre a taxas variadas, influenciadas pelo grau de reticulação, uma manipulação conseguida durante o processo de fabrico. Esta reabsorção cuidadosamente controlada ocorre através da biodegradação de células inflamatórias.

No que diz respeito às barreiras de colagénio, existe uma grande variedade de formas:

a. Tampões de colagénio:- A sua principal aplicação é a gestão de hemorragias e a manutenção do coágulo sanguíneo nos locais de extração. Os tampões de colagénio possuem normalmente uma textura macia, maleável e semelhante a uma esponja que absorve rapidamente o sangue, gerando efetivamente um coágulo artificial. Dentro desta estrutura de colagénio, ocorre a agregação de plaquetas, levando à descarga de factores de crescimento ósseo através da desgranulação das plaquetas. Estes tampões de colagénio são concebidos para serem reabsorvidos em cerca de 10 a 14 dias.

b. Fita de colagénio:- Uma versão delicada e flexível do colagénio serve para promover a hemostase e é adequada para locais de enxertos menores. Além disso, a fita de colagénio assume importância nos procedimentos de enxerto sinusal, servindo frequentemente como camada de base nas técnicas de enxerto.

c. Membranas de colagénio normais:- Estas barreiras de colagénio sofrem normalmente uma reabsorção num período de três a quatro meses. A sua principal aplicação é a regeneração óssea guiada para defeitos ósseos de tamanho pequeno a médio. Idealmente, é aconselhável conseguir um encerramento primário para minimizar as complicações relacionadas com o enxerto.

d. Membranas de colagénio alargadas:- Estas barreiras de colagénio têm um prazo de reabsorção de quatro a seis meses e são mais adequadas para tratar defeitos ósseos mais extensos que exijam durações de cicatrização alargadas. Para tal, estas membranas são modificadas através do aumento da sua densidade de ligações cruzadas. No entanto, é importante notar que as membranas de colagénio concebidas para uma ação prolongada demonstraram uma reação elevada do tecido hospedeiro, uma vascularização comprometida e um potencial de deiscência do tecido.

3. Membranas do pericárdio

As membranas de pericárdio, derivadas do saco pericárdico que envolve o coração, representam um biomaterial distinto que encontra aplicação no domínio da implantologia dentária. Estas membranas, aproveitadas de uma fonte natural, oferecem uma opção alternativa para procedimentos de regeneração tecidular guiada (RTG) e regeneração óssea guiada (ROG), apresentando vantagens e considerações únicas.

As membranas de pericárdio são derivadas do tecido pericárdico de animais, normalmente de origem bovina ou suína. Através de um rigoroso protocolo de processamento que inclui limpeza, esterilização e preservação, o tecido pericárdico é transformado numa membrana biocompatível e segura para utilização clínica. As suas superfícies apresentam porosidade, promovendo a fixação e o crescimento celular, ao mesmo tempo que mantêm uma densidade mais elevada que limita a infiltração de tecidos moles. As membranas de pericárdio, em contraste com as membranas de colagénio, apresentam uma duração de reabsorção mais longa.

4. Fibrina rica em plaquetas

A utilização de fibrina rica em plaquetas (PRF) está a ter um aumento de popularidade nos procedimentos de ROG. Este concentrado de plaquetas de segunda geração oferece vantagens notáveis, tais como custos reduzidos, a omissão de agentes reactivos adicionais e uma maior concentração de plaquetas quando comparado com o plasma rico em plaquetas. A técnica de PRF envolve a centrifugação do sangue total do paciente, levando à separação de três camadas. A camada inferior, que contém glóbulos vermelhos, é eliminada. A camada superior, de cor clara, é conhecida como plasma pobre em plaquetas e a camada intermédia, que serve de matriz de fibrina, é utilizada como membrana em procedimentos de regeneração óssea.

5. Matriz dérmica acelular

A matriz dérmica acelular (ADM) é uma matriz de tecido conjuntivo humano biocompatível (aloenxerto), fabricada através de um processo de remoção de células no interior da derme. Esta abordagem de fabrico garante a ausência de células, eliminando assim a potencial transmissão de vírus. Além disso, a composição acelular desta membrana garante a ausência de reacções inflamatórias ou de rejeição. No seu estado inerte como aloenxerto, quando utilizada como membrana, a ADM assume o papel de um quadro estrutural que facilita a migração dos fibroblastos e a vascularização .[7]

Desvantagens das membranas reabsorvíveis

1. Taxa de reabsorção variável: A taxa de decomposição das membranas reabsorvíveis pode variar, o que torna difícil prever a sua longevidade e pode levar a uma degradação prematura.

2. Estabilidade mecânica limitada: As membranas reabsorvíveis podem não ter a estabilidade mecânica robusta das opções não reabsorvíveis, aumentando o risco de deslocação e de comprometimento da função de barreira.

3. Desafios de calendarização: O momento da reabsorção da membrana pode nem sempre estar perfeitamente alinhado com o processo ideal de regeneração dos tecidos, afectando o sucesso global do procedimento.

4. Regeneração guiada inconsistente: As membranas reabsorvíveis podem não impedir de forma consistente a infiltração de células indesejadas, dificultando potencialmente a formação de tecido e osso pretendida.

5. Falta de suporte a longo prazo: Nos casos que requerem uma função de barreira alargada, as membranas reabsorvíveis podem não fornecer um suporte sustentado ao longo do
todo o período de cicatrização.

6. Remoção cirúrgica: Embora as membranas reabsorvíveis eliminem a necessidade de um procedimento de remoção secundário, a sua reabsorção pode nem sempre ocorrer de forma uniforme. Isto pode resultar na permanência de restos da membrana no local da cirurgia, o que pode levar a complicações.

7. Complicações da cicatrização: Em certos casos, as membranas reabsorvíveis podem induzir respostas inflamatórias durante o processo de reabsorção, afectando o ambiente geral de cicatrização.

8. Sensibilidades e alergias: Alguns doentes podem desenvolver sensibilidades ou alergias aos materiais das membranas reabsorvíveis, o que exige uma análise cuidadosa antes da sua utilização.

Complicações potenciais

As potenciais complicações incluem:

• Procedimento de tratamento mal sucedido que pode levar a um defeito recorrente

• Infeção pós-tratamento

• Desgaste da membrana de barreira, causado, por exemplo, por uma escovagem traumática dos dentes

• A vitalidade do dente está comprometida nos dentes com furca

- Adaptação gengival desfavorável que pode ser motivo de preocupação estética
- Hipersensibilidade da dentina
- Necessidade de manutenção profissional a longo prazo

Implicações clínicas e direcções futuras :

As membranas de barreira revolucionaram o campo da implantologia dentária, permitindo aos clínicos melhorar a regeneração óssea e a estabilidade dos implantes. A escolha entre membranas reabsorvíveis e não reabsorvíveis depende de factores como o tamanho do defeito, as caraterísticas do paciente e os requisitos cirúrgicos. Os avanços na ciência dos biomateriais continuam a impulsionar o desenvolvimento de novos materiais e concepções de membranas, melhorando ainda mais os resultados clínicos .[7]

Material	Nome comercial	Origem
Aloenxerto ósseo liofilizado hidratado com tetraciclina		Humano
Enxerto ósseo desmineralizado liofilizado		Humano
Mistura de osso corticocancelo derivado de suíno e membrana de colagénio	OsteoBiol Gen-Os	Animal
Material de osso bovino desproteinizado	Bio-Oss	Animal
Material ósseo de bovino desproteinizado e colagénio de suíno	Colagénio Bio Oss	Animal
Material de hidroxiapatite e fosfato p-tricálcico	Material de enxerto ósseo Symbios Biphasic	Planta
Hidroxiapatite nanocristalina (vidro bioativo)	NanoBone	Sintético
Fosfato de cálcio bifásico	Straumann Bone Ceramic	Sintético
fosfato p-tricálcico	Substituição de tecido reabsorvível (Septodont)	Sintético
Material	**Nome comercial**	**Origem**
Matriz dérmica acelular	**Alloderm**	**Humano**
Matriz de colagénio 3D	**Mucograft**	**Animal**
Membrana de barreira de colagénio	**Membrana Bio-Gide**	**Animal**

Figura 9: Novos enxertos ósseos e membranas disponíveis no mercado utilizados em medicina dentária [5]

REFERÊNCIAS:

1. De Angelis N, Colombo E, Yumang C, Canepa C, Baldi D, Bagnasco F, Pesce P. Socket Preservation in Dentistry: a Comprehensive Review on Efficacy, Tissue Volume Maintenance, and Economic Considerations with Focus on Membrane Types and Bone Regeneration Dynamics (Preservação do alvéolo dentário em medicina dentária: uma revisão exaustiva da eficácia, manutenção do volume de tecido e considerações económicas, com especial destaque para os tipos de membranas e a dinâmica da regeneração óssea). Relatórios actuais de saúde oral. 2024 Abr 17:1-9.

2. Miron RJ. Enxerto ósseo optimizado. Periodontologia 2000. 2024 Fev;94(1):143-60.

3. Dam VV, Trinh HA, Rokaya D, Trinh DH. Aumento ósseo para colocação de implantes: avanços recentes. Revista internacional de medicina dentária. 2022;2022(1):8900940.

4. Quisiguina Salem C, Ruiz Delgado E, Crespo Reinoso PA, Robalino JJ. Preservação do rebordo alveolar: Uma revisão de conceitos e controvérsias. Natl J Maxillofac Surg. 2023 maio-agosto;14(2):167-176.

5. Kalsi AS, Kalsi JS, Bassi S. Preservação do rebordo alveolar: porquê, quando e como. Jornal dentário britânico. 2019 Aug;227(4):264-74.

6. Resnik R. A utilização de membranas de barreira em implantologia dentária. Revista Chairside. 2016;13(1).

7. Aeran H, Kumar V, Seth J, Aeran M. Unveiling the potential of barrier membranes in implant dentistry: Uma revisão exaustiva.

CAPÍTULO - 9

<u>TÉCNICAS DE CONSERVAÇÃO DE SOQUETES</u>

A técnica de preservação de soquetes pode ser categorizada pelos seguintes biomateriais, tais como

A. Preservação da crista apenas com enxertos ósseos

B. Preservação da crista apenas por membrana

C. Técnica combinada

1. Enxerto ósseo particulado com membrana reabsorvível

2. Enxerto ósseo particulado com PRF .[1]

Está estabelecido que a extração dentária é um procedimento traumático que causa a rutura dos tecidos moles e da fixação do ligamento periodontal, juntamente com a rutura das estruturas vasculares dentro das paredes do alvéolo. Assim, o primeiro passo crítico é a utilização de técnicas e instrumentos minimamente invasivos - tais como seccionamento de dentes, periótomos e sistemas de extração vertical - para evitar traumas adicionais durante a extração (particularmente fracturas e expansão das paredes do alvéolo). Após a extração, as técnicas de preservação do rebordo podem ser divididas no aspeto cirúrgico e no aspeto da seleção de materiais .[3]

Considerações cirúrgicas:

Estas relacionam-se principalmente com a extensão da manipulação dos tecidos moles em redor do dente extraído. Uma abordagem sem retalho significa, geralmente, que não foi efectuada qualquer manipulação dos tecidos moles ou que apenas foi realizado um descolamento limitado para permitir a extensão do material de barreira sob os tecidos para além do defeito, e que não foi tentado o encerramento primário. Em comparação, uma abordagem com retalho envolve normalmente incisões de libertação vertical, reflexão do retalho e avanço coronal para conseguir o encerramento primário.

Estudos relatam resultados mistos quando se comparam abordagens com e sem retalho na preservação do rebordo alveolar

Estudos adicionais realizados por ***Barber HD et al*** em *2007* e ***Fotek PD et al*** em *2009* também não relatam resultados adversos importantes e resultados favoráveis de preservação do rebordo, apesar do facto de não ter sido tentado o encerramento primário e de as cavidades tratadas terem sido deixadas expostas à cavidade oral.

Araujo et al, em 2009, não observaram diferenças significativas entre as duas abordagens.

Engler-Hamm D, em 2011, no seu estudo comparativo, observou um desconforto pós-operatório significativamente mais elevado associado ao grupo com retalho, e uma junção mucogengival mais deslocada coronalmente em resultado da libertação de tecido associada ao encerramento primário.

Barone et al, em 2015, descrevem uma reabsorção do rebordo mais pronunciada quando é efectuada uma reflexão do retalho para obter um encerramento primário .[3]

Seleção de materiais:

Os procedimentos de preservação do rebordo alveolar foram extensivamente testados com inúmeros materiais e combinações de materiais, tais como:

- Enxerto ósseo isolado (incluindo autoenxertos, aloenxertos, xenoenxertos e aloplastos)
- Membrana isolada (incluindo reabsorvível ou não reabsorvível)
- Combinações de membranas e enxertos ósseos

Regeneração óssea guiada aplicada a locais de extração:

Camaro et al, em 2000, no seu estudo comparativo com e sem enxertos ósseos, concluíram que a capacidade de preservação do rebordo era favorável,

Embora os enxertos autógenos fossem considerados o padrão de ouro para procedimentos de aumento, foi realizado um estudo em animais para avaliar a sua eficiência na preservação do rebordo por *Araujo et al em 2011.* Os autores atribuem este facto à rápida reabsorção associada ao osso autógeno, o que foi demonstrado pelo mínimo de lascas autógenas remanescentes na análise histológica. Por outro lado, dois dos materiais de enxerto mais utilizados para a preservação do rebordo alveolar são os aloenxertos e os xenoenxertos, os quais foram recentemente comparados num estudo em humanos que não revelou diferenças significativas nas alterações dimensionais verticais e horizontais após seis meses de cicatrização. Relativamente aos aloenxertos, estes estão disponíveis nas formas mineralizada e desmineralizada, e os estudos que os compararam na preservação do rebordo não revelaram superioridade de um em relação ao outro. Por fim, os aloplásticos - como a hidroxiapatita, o fosfato tricálcico, o sulfato de cálcio e os polímeros de vidro bioativo - são exemplos comuns discutidos na literatura. Estes enxertos têm mostrado resultados mistos em estudos, estudos de *Jung et al em 2013* revelaram resultados inferiores .[3]

Membranas de barreira para vedação de caixas :

Os clínicos podem escolher entre membranas reabsorvíveis e não reabsorvíveis, e ambos os tipos foram amplamente discutidos no capítulo anterior.

Lekovic e colegas, em 2001, publicaram alguns dos primeiros estudos sobre a utilização de membranas isoladas para a preservação do rebordo. Quando comparado com a cicatrização não assistida do alvéolo, verificaram uma menor reabsorção óssea quando foram utilizadas membranas reabsorvíveis ou não reabsorvíveis.

A utilização de barreiras oclusivas para guiar a regeneração óssea foi demonstrada pela primeira vez por *Dahlin et a 2015*. Os investigadores utilizaram barreiras oclusivas para cobrir defeitos ósseos de tamanho crítico criados cirurgicamente na mandíbula de ratos. Os defeitos cobertos por uma barreira encheram-se de osso, enquanto os não cobertos por uma barreira apresentaram apenas crescimento de tecido fibroso cicatricial. Na sequência deste trabalho, as membranas de regeneração tecidular guiada foram introduzidas na medicina dentária clínica para o tratamento de defeitos periodontais, mas rapidamente começaram a ser testadas na cobertura de alvéolos de extração.

Nos primeiros relatórios de *Warren et al, em 1991,* os alvéolos de extração foram essencialmente tratados como grandes defeitos periodontais através de desbridamento, isolamento com membrana e encerramento primário dos tecidos moles. Os resultados indicaram que o conceito era válido, com locais experimentais a demonstrarem uma regeneração óssea quase completa em alvéolos com colocação imediata de implantes. Foi também observada uma redução na reabsorção do rebordo quando comparada com os controlos. No entanto, a natureza macroporosa dos primeiros materiais de barreira, especialmente os fabricados com PTFE expandido (ou seja, poroso), tornou-os inadequados para utilização de rotina em enxertos de locais de extração, devido à necessidade de alcançar e manter o encerramento primário dos tecidos moles durante a cicatrização. Se estas barreiras ficassem expostas, ocorria uma infeção e os resultados eram, na melhor das hipóteses, semelhantes aos dos controlos. Existem vários problemas com a necessidade de encerramento primário do retalho utilizando membranas de regeneração tecidular guiada no enxerto de preservação do alvéolo. A manipulação do retalho necessária para conseguir o encerramento primário é demorada, requer incisões de libertação verticais e compromete o fornecimento de sangue periosteal. Todos estes procedimentos aumentam o trauma cirúrgico e a morbilidade do doente. A mobilização de um retalho para criar um encerramento primário coronalmente avançado e sem tensão também tem impacto na arquitetura dos tecidos moles. A prega muco-bucal é reduzida e a posição da junção muco-gengival é elevada coronalmente com tecido queratinizado reduzido e associada a uma estética desfavorável na reabilitação final.

Uma desvantagem adicional pode ser a necessidade de uma segunda cirurgia para remover uma barreira não reabsorvível, como PTFE poroso, uma malha de titânio ou parafusos de fixação.

Isto pode aumentar a invasão e o tempo. Embora as membranas de barreira à base de colagénio não necessitem de ser removidas posteriormente, também são mais frequentemente utilizadas com o encerramento completo do retalho e os seus efeitos adversos .[2,3]

CIRURGIA DE VEDAÇÃO DO ENCAIXE

• É selecionado um diâmetro de broca de trefina que corresponde ao tamanho do local de extração (Biohorizons, Birmingham, Ala.).

• A broca trefina efectua uma osteotomia diretamente através da gengiva queratinizada, na tuberosidade e prossegue até à base do antro.

• O tecido queratinizado, a mucosa, o periósteo e o osso do enxerto composto são removidos da broca trefina.

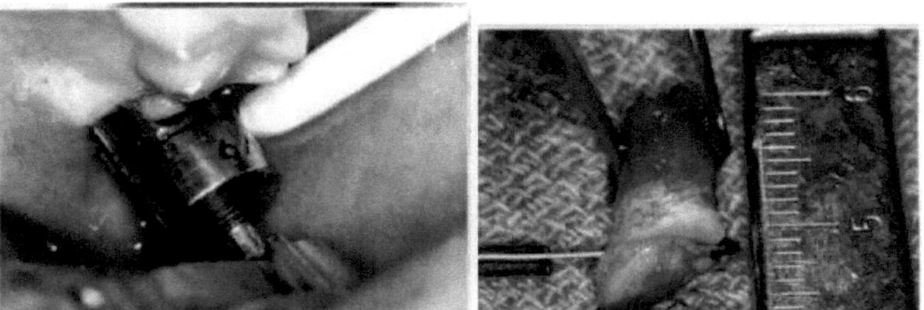

Figura 1: A osteotomia com broca trefina[4]

A espessura do tecido é reduzida para 2 a 3 mm acima do osso. O enxerto compósito é inserido no alvéolo de extração e um instrumento rombo (por exemplo, cabo de espelho) e um martelo batem o enxerto compósito no alvéolo de modo a que o 8 fique nivelado com os tecidos circundantes. São colocadas suturas para manter o enxerto compósito no sítio .[4]

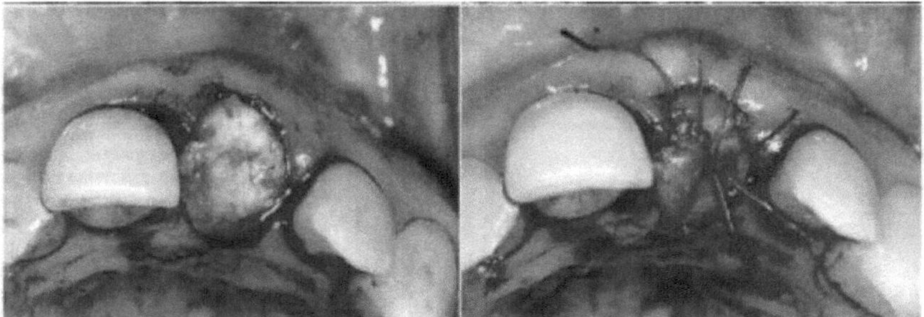

Figura 2: Vedação da tomada[4]

Os benefícios da técnica de cirurgia de selagem de alvéolos com enxerto composto

1. Permitir a migração dos tecidos gengivais queratinizados circundantes
2. formar uma cor e textura semelhantes de tecido queratinizado sobre o alvéolo.
3. O fornecimento de sangue ao enxerto compósito é estabelecido a partir do

tecido mole circundante .

4. Uma vez que o osso autógeno é utilizado como enxerto na metade coronal do alvéolo, onde o osso facial é frequentemente muito fino ou ausente, os resultados serão mais previsíveis do que se fosse utilizado um aloenxerto.

5. A transferência do enxerto ósseo com uma camada periosteal intacta acelera a revascularização e pode diminuir o tempo de cicatrização.

6. Como resultado, a reentrada pode ocorrer em 4 a 5 meses, e a colocação de um diâmetro de implante ideal é frequentemente possível. [4]

TÉCNICA DE REPARAÇÃO DE SOQUETES SIMPLIFICADA

Foi desenvolvida por Nicolas Elian et al em 2007. A técnica de reparação de alvéolos proposta destina-se a alvéolos do Tipo II, onde uma quantidade significativa da placa vestibular está em falta após a extração .[5]

Etapa 1 :

> Quando o dente é diagnosticado como irremediável, é removido atraumaticamente.

> Isto deve ser realizado utilizando a extração sem retalho
com cuidado para não perturbar as papilas interproximais e os tecidos moles labiais

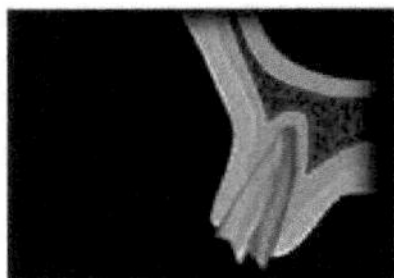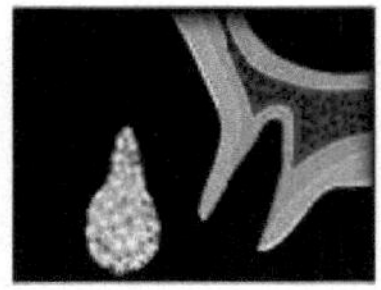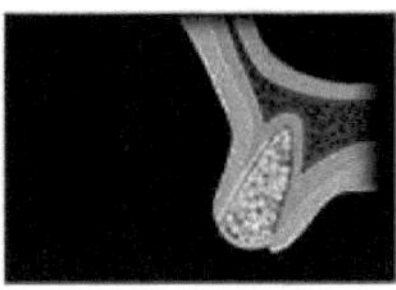

Figura 3: Etapas da técnica de reparação de alvéolos [5]

Etapa 2 :

> O alvéolo é então desbridado com curetas cirúrgicas e qualquer tecido infetado é removido.

> Deve ser colocado um dedo sobre o tecido bucal quando se efectua a curetagem da parte bucal do alvéolo para evitar a perfuração do tecido mole.

Etapa 3 :

> Uma membrana de colagénio é contornada numa forma de V modificada.

> A membrana deve ser forte para que possa ser suturada e manter um longo tempo de absorção para permitir a regeneração óssea guiada.

> A membrana também tem de ser suficientemente firme para permitir a inserção no alvéolo cirúrgico sem colapsar. A barreira utilizada com esta técnica é uma membrana de colagénio absorvível que pode ser suturada sem rasgar.

> A parte estreita da membrana aparada (ou seja, um cone em forma de V) é colocada no alvéolo e deve ser suficientemente larga para se estender lateralmente para além do defeito na parede bucal.

> A colocação da membrana no aspeto externo da parede bucal pode comprometer o seu fornecimento de sangue e aumentar a probabilidade de reabsorção.

> A parte mais larga da membrana deve ser aparada e deve ser capaz de cobrir a abertura do alvéolo após a colocação do enxerto.

Passo 4 :

Após a moldagem final, a membrana é posicionada no alvéolo que reveste os tecidos bucais.

O alvéolo é então preenchido com um enxerto ósseo; a pressão do enxerto contra a membrana ajudará a mantê-la no lugar e a empurrar para fora o contorno do tecido bucal

> Idealmente, o material de enxerto deve ser comprimido no alvéolo e permanecer no local.

> O material de enxerto recomendou suturas absorvíveis 5-0 para o tecido palatino.

> Não são necessárias suturas na parte bucal, uma vez que a membrana é mantida no lugar devido à pressão do enxerto contra o tecido bucal [5]

<u>VANTAGENS:</u>

Esta técnica minimamente invasiva de reparação do alvéolo cirúrgico tem a vantagem de não necessitar de retalho, não distorcendo os contornos dos tecidos vestibulares e interproximais, preservando a altura da JMg e permitindo a reformação da tábua óssea vestibular.

Assim, a comparação dos níveis ósseos antes e depois do tratamento deve ser um objetivo de futuros estudos com esta técnica.

No entanto, a técnica não é complicada e pode ser facilmente utilizada em combinação com a extração de qualquer dente.[5]

TÉCNICA DE SANDUÍCHE

• Extração dentária atraumática: Após a formulação do plano de tratamento, o incisivo central superior direito foi extraído atraumaticamente sob anestesia local, utilizando um periótomo. O periótomo foi utilizado para cortar gradualmente o ligamento periodontal (PDL) à volta do dente e, em seguida, o dente luxado foi simplesmente removido da boca com uma pinça. O dente extraído foi imerso em soro fisiológico e o tecido mole remanescente foi removido da superfície[6]

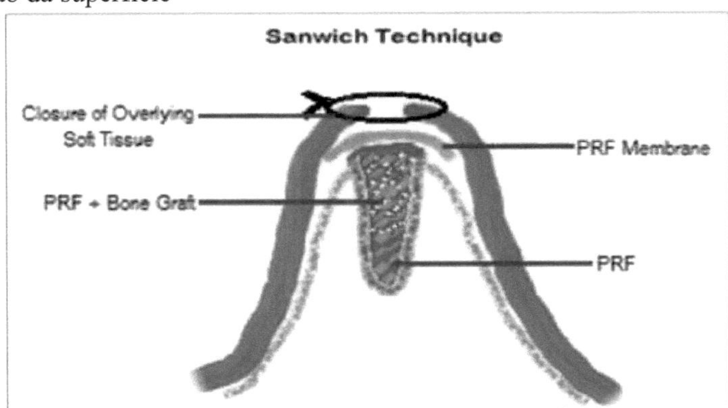

Figura 3: Técnica de sanduíche [6]

. - Desbridamento do alvéolo: O alvéolo de extração foi então completamente desbridado. As paredes do alvéolo foram desbridadas com uma cureta de colher cirúrgica. Isto foi feito lentamente, e todo o tecido PDL remanescente foi removido.

• Preservação do alvéolo utilizando CGFST: Decidiu-se fazer a preservação do alvéolo em relação ao dente extraído, utilizando uma técnica em sanduíche. Isto incluiu primeiro o preenchimento suave do terço apical do alvéolo com PRF, depois o preenchimento do terço médio e coronal do alvéolo com uma mistura de PRF e enxerto TCP e, finalmente, a cobertura do alvéolo com uma membrana de PRF. A membrana foi introduzida no alvéolo de modo a cobrir o enxerto e a contê-lo dentro do alvéolo à medida que a cicatrização se processa.

• Colocação de suturas cruzadas: Para adaptar os tecidos moles marginais sobre a membrana de barreira, foram colocadas suturas cruzadas utilizando material de sutura reabsorvível 5-0. - Substituição do espaço edêntulo com NTP:

• A coroa foi separada da raiz, usando uma peça de mão airotor e uma broca de diamante (ISO No. 314). A abertura apical do canal pulpar foi limpa, a polpa extirpada e selada com GIC. - Foi desenhado um pôntico ovado para a área apical para facilitar a limpeza e para dar um perfil de emergência ao NTP. Uma superfície alta e lisa foi então obtida na área apical do PTN com instrumentos de acabamento diamantados.

• Foram feitos dois sulcos mesiodistais na superfície palatina da coroa (1º sulco - junção do terço incisal e médio; 2º sulco - junção do terço médio e cervical), e o pôntico foi estabilizado no alvéolo de extração com dois fios de aço inoxidável entrançados de 0,001", embutidos nos sulcos preparados com resina composta e esplintados em dois dentes adjacentes de cada lado. A técnica proposta não só melhora a estabilidade do pôntico como também previne movimentos rotatórios do pôntico em torno de todos os eixos de rotação. - Os ajustes oclusais foram então efectuados com papel de articulação e brocas de acabamento diamantadas. 6

• Foram dadas ao paciente as instruções de higiene oral necessárias. Esta servirá como uma restauração provisória, para ajudar a manter a arquitetura gengival para a prótese definitiva, satisfazendo simultaneamente as elevadas exigências estéticas do paciente. O doente foi chamado de novo após 1 mês, para avaliar a saúde dos tecidos moles no alvéolo de extração; e mais tarde, após 3 meses e 6 meses, para avaliar a cicatrização dos tecidos duros no alvéolo de extração. também evita movimentos rotatórios do pôntico em torno de todos os eixos de rotação.

• Em seguida, foram efectuados ajustes oclusais com papel de articulação e brocas de acabamento diamantadas.

• Foram dadas ao paciente as instruções de higiene oral necessárias. Esta servirá como uma restauração provisória, para ajudar a manter a arquitetura gengival para a restauração final.

A prótese foi concebida de forma a satisfazer simultaneamente as elevadas exigências estéticas do paciente. O doente foi chamado de novo após 1 mês, para avaliar a saúde dos tecidos moles no alvéolo de extração; e mais tarde, após 3 meses e 6 meses, para avaliar a cicatrização dos tecidos duros no alvéolo de extração [6]

A TÉCNICA BIO-COL "MODIFICADA" PARA A PRESERVAÇÃO DO REBORDO

• O dente foi removido cuidadosamente através de uma abordagem atraumática, utilizando secções radiculares e proximadores para uma preservação máxima do local e danos mínimos nos tecidos duros e moles. O local foi avaliado com uma sonda periodontal para verificar se as margens ósseas estavam intactas e as granulações dos tecidos moles foram excisadas com uma micro-roçadora.

• O material de enxerto particulado foi saturado em sangue venoso autólogo e introduzido no defeito até às margens ósseas circundantes.

• Um tampão de colagénio foi seccionado e saturado com sangue venoso autólogo ou aqui com rhpdgf (GEM 21SR, Osteohealth, shirley, NY). O tampão de colagénio seccionado foi colocado como uma camada única e estabilizado com uma sutura de fixação de tripa crómica em "figura de oito". Foi colocado um penso periodontal fotopolimerizável sobre o local da ferida exposta e sobre os dentes adjacentes para proteger a colagem. [7]

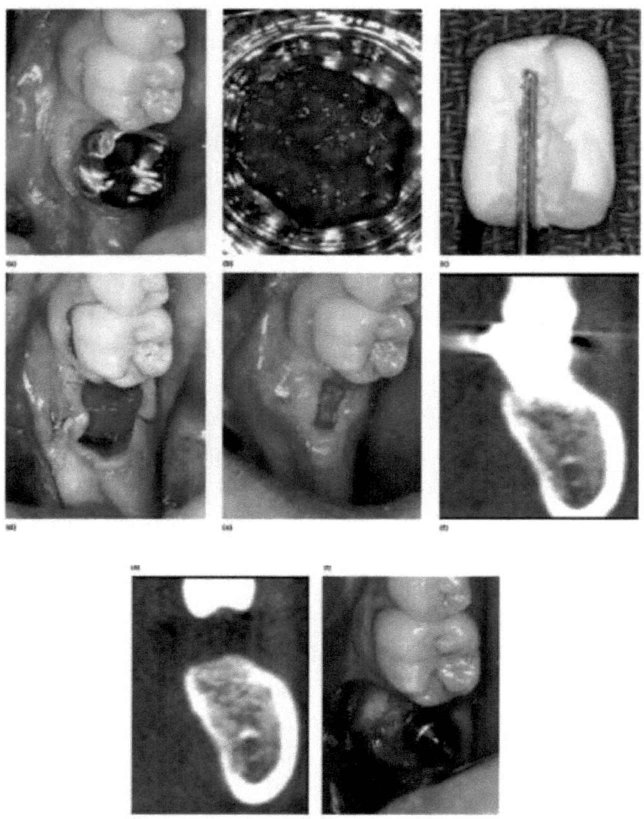

Figura 4: A técnica Bio-Col® modificada é demonstrada numa região de primeiro molar mandibular não restaurável. (a) Vista oclusal do primeiro molar direito mandibular falhado. (b) Xenoenxerto particulado saturado em sangue venoso autólogo (Equimatrix®, Osteohealth, Shirley, NY). (c) Tampão de colagénio seccionado (Ora-Plug®, Salvin Dental, Charlotte, NC). (d) Local de extração após cirurgia minimamente invasiva, após enxerto de partículas e colocação de um tampão de colagénio seccionado saturado em rhPDGF (GEM 21S®, Osteohealth, Shirley, NY) e uma sutura crómica em figura de oito (4-0). (e) Local de cicatrização após 3 semanas demonstrando epitélio em maturação. (f) Exposição aberta do local enxertado após 6 meses de cicatrização e colocação do implante (5 mm de diâmetro), demonstrando o volume ósseo vestibular. (g) Vista radiográfica transversal de tomografia computorizada de feixe cónico (CBCT) pré-tratamento do local do molar que falhou. (h) Vista radiográfica transversal

de TCFC da zona desdentada após 6 meses de cicatrização, imediatamente antes da colocação do implante. [Cullum DR.][8]

TÉCNICA DE BARREIRA ABERTA

Os defeitos de extração maiores, como os de um único dente molar, os defeitos de múltiplos dentes ou os defeitos que incluem uma perda substancial da placa cortical vestibular ou lingual/palatina, podem não ser adequados para a técnica bio-col.

Embora as membranas de PTFE poroso originais possam funcionar bem com estes tipos de defeitos, o encerramento primário dos tecidos moles constitui um grande desafio técnico e a penetração de células bacterianas com a consequente infeção pode ocorrer com a exposição ao ambiente oral. Esta limitação levou ao desenvolvimento de uma membrana de barreira de PTFE de segunda geração formada por hd-ptfe.

A hd-ptfe é impermeável às bactérias e, se for corretamente adaptada sobre o alvéolo enxertado, tem uma incidência muito baixa de infeção. Os estudos em animais confirmaram a eficácia da hd-ptfe como material de regeneração de tecidos guiados, e a autorização da Administração de Alimentos e Medicamentos dos EUA foi concedida em 1994.[9]

As técnicas de utilização destas barreiras de hd-ptfe podem ser muito eficazes e relativamente pouco dispendiosas para uma variedade de aplicações clínicas. As membranas não reabsorvíveis mais utilizadas em operações de regeneração guiada de tecidos são o politetrafluoroetileno expandido e o politetrafluoroetileno denso (dPTFE). Embora ambos os tipos de membranas sejam feitos de politetrafluoroetileno, a maior dimensão dos poros da primeira (5-30 pm) permite-lhe ser mais esticada do que o dPTFE (dimensão dos poros, 0,2 pm). Foi demonstrado que o enxerto de alvéolos com membranas de dPTFE proporciona excelentes resultados com cicatrização aberta em investigações clínicas e em animais. Espera-se que os novos produtos de membrana de dPTFE possam melhorar o comportamento da membrana e, assim, aumentar os bons resultados de sobrevivência dos implantes.[9]

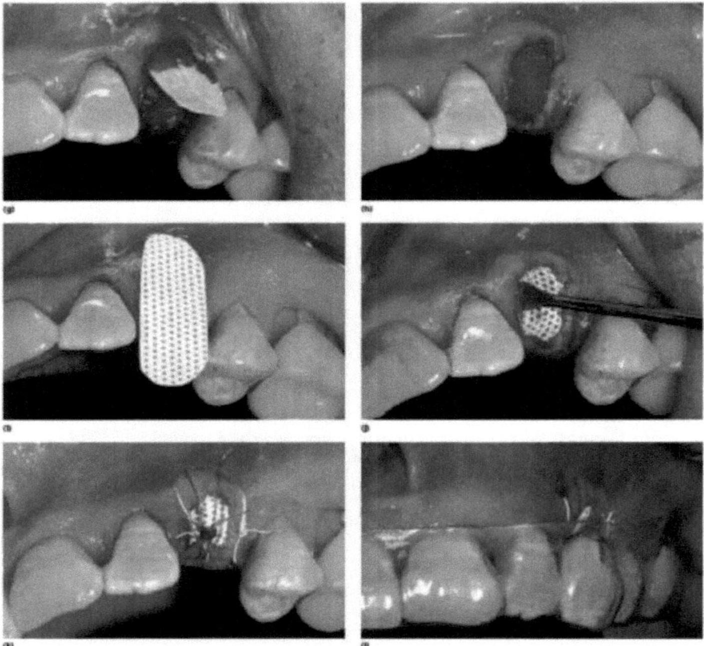

Figura 4: Técnica de barreira aberta[8]

TERAPIA TRIPLA PARA CIRURGIA DE SELAGEM DE ALVÉOLOS

Foi efectuada uma extração atraumática com periótomo, tendo o cuidado de preservar o osso bucal e o tecido gengival. O alvéolo foi desbridado e o tecido de granulação foi removido com uma cureta universal Hu-Freidy 2R-2L. Foi preparado um túnel subperiosteal com uma lâmina 12C no lado vestibular do alvéolo, em direção aos dentes adjacentes, incluindo a mobilização das papilas adjacentes até 2 a 3 mm para além da margem da crista óssea. O tecido interproximal das papilas adjacentes foi cuidadosamente elevado do osso subjacente utilizando um elevador periosteal fino. Para o fecho da ferida, o alvéolo foi preenchido com enxerto ósseo desmineralizado (osteoenxerto) misturado com 100 mg de pastilhas de doxiciclina na proporção de 1:4 (doxiciclina: enxerto ósseo).

A partir da zona dadora, foi colhido um enxerto de tecido conjuntivo parcialmente epitelizado do palato duro para aumento do tecido mole.

A primeira incisão foi feita com uma lâmina nº 15, aproximadamente 4 a 5 mm além da margem da gengiva palatina e atravessando o diâmetro horizontal mais largo do orifício do alvéolo. Esta incisão marcou a parte epitelizada do enxerto. As duas incisões de libertação horizontais seguintes foram colocadas paralelamente, tanto mesial como distalmente à margem da gengiva palatina. Posteriormente, foi preparado um retalho dividido para além da parte epitelizada do enxerto (a margem apical) e foram colocadas incisões libertadoras horizontais. O enxerto completo foi elevado através de outra incisão interna diretamente sobre o osso envolvendo a porção epitelizada e a bolsa de tecido conjuntivo e estendido mesialmente, distalmente e apicalmente.

Depois de o enxerto ter sido colhido, foi colocado no local recetor e introduzido no túnel em forma de bolsa preparado, utilizando suturas de orientação, de modo a que a parte do tecido conjuntivo do enxerto fosse colocada no lado vestibular do alvéolo, sob as papilas adjacentes, e a parte epitelizada fosse colocada sobre o orifício do alvéolo, como uma tampa do alvéolo. No local do dador, a porção epitelizada foi dobrada e coberta com uma membrana PRF, obtida de acordo com Choukroun et al. A membrana foi dobrada e suturada com Mersilk . Foram prescritos antibióticos (amoxicilina, 500 mg tid) e analgésicos (aceclofenac 500 mg e paracetamol 100 mg) durante 7 dias e o doente foi reavaliado ao fim de dois dias. Foram dadas instruções pós-operatórias, tais como evitar a escovagem no local da cirurgia e enxaguar a boca com solução de clorexidina a 0,2% durante 2 semanas. Foi colocada uma prótese provisória na área edêntula com um dente de acrílico.[10]

As dimensões do rebordo alveolar foram avaliadas horizontal e verticalmente diretamente após a extração (baseline), após o enxerto de alvéolo e 5 meses após o procedimento, utilizando um calibrador Castrovejo Bone. As pontas do paquímetro foram colocadas 1 mm apicalmente a partir da margem hipotética da gengiva dos dentes mesiais e distais adjacentes nos lados vestibular e palatino. A medição da largura horizontal do alvéolo alveolar imediatamente após a extração (linha de base), diretamente após a cirurgia de selamento do alvéolo e após cinco meses foi de 5,1 mm,

6,2 mm e 5,3 mm, respetivamente. As posições das papilas interdentárias e da margem gengival médio-bucal em relação ao bordo incisal dos dentes adjacentes foram avaliadas e registadas para as dimensões verticais da crista. A distância entre a linha inter-incisal dos dentes adjacentes e a margem gengival médio-bucal foi de 9,6 mm no início, 9,1 mm após a cirurgia de selamento do alvéolo e 9,2 mm 5 meses após a cirurgia. [10]

O alvéolo foi preenchido com uma mistura de doxiciclina e enxerto ósseo (proporção de 1:4). O enxerto ósseo de matriz óssea desmineralizada (DMBM) foi utilizado como preenchimento ósseo, uma vez que actua como um excelente suporte para o crescimento de novos vasos sanguíneos e osteogénese. A doxiciclina misturada com o enxerto ósseo acrescentou um benefício terapêutico, uma vez que a sua ação não se limita apenas à atividade antimicrobiana, mas inclui as propriedades moduladoras do hospedeiro, tais como anti-colagenase, anti-inflamatória, inibição da reabsorção óssea e promoção da reintegração. Golub e os seus colaboradores descobriram que a doxiciclina inibe a colagenase e outras metaloproteinases da matriz derivadas do hospedeiro, que são libertadas à medida que a doença periodontal progride. De acordo com um estudo anterior realizado por Takahashi et al, verificou-se que a doxiciclina é altamente eficaz na inibição da formação de biofilme por vários periodontopatógenos, evitando assim a infeção no local da extração.[10]

PRESERVAÇÃO DE SOQUETES UTILIZANDO FIBRINA RICA EM PLAQUETAS

O PRF (Fibrina Rica em Plaquetas) é um concentrado de plaquetas de segunda geração derivado do sangue do próprio doente. É uma matriz de fibrina enriquecida com plaquetas, factores de crescimento, citocinas e outras moléculas bioactivas (Choukroun et al., 2006). A preparação do PRF envolve um processo de centrifugação que separa o sangue em camadas distintas, e o coágulo de PRF resultante contém uma mistura concentrada destes componentes benéficos (Dohan et al., 2006). Quando o PRF é colocado num alvéolo de extração, forma um coágulo tridimensional que promove a cicatrização de feridas e a regeneração de tecidos. A matriz de fibrina do PRF serve de suporte para a migração e proliferação celular, enquanto os factores de crescimento e as citocinas libertados contribuem para vários processos de cicatrização (Dohan et al., 2006). Estas substâncias bioactivas, incluindo o fator de crescimento derivado das plaquetas (PDGF), o fator de crescimento transformador-beta (TGF-в), o fator de crescimento endotelial vascular (VEGF) e o fator de crescimento semelhante à insulina-1 (IGF-
1), desempenham papéis essenciais na angiogénese, proliferação celular e remodelação dos tecidos (Dohan et al., 2006; Choukroun et al., 2006) .[11]

Efeitos do PRF na hemostase da cicatrização do alvéolo de extração e no fecho da ferida:

O PRF estimula a formação de um coágulo sanguíneo estável, levando a uma melhor hemostase e a um fecho mais rápido da ferida. Isto pode evitar hemorragias excessivas e minimizar o risco de complicações pós-operatórias.

Cicatrização acelerada dos tecidos moles: O PRF contém factores de crescimento, tais como o fator de crescimento derivado de plaquetas (PDGF), o fator de crescimento transformador beta (TGF-в) e o fator de crescimento endotelial vascular (VEGF), que promovem a angiogénese, a síntese de colagénio e a migração celular. Estes factores contribuem para a cicatrização acelerada dos tecidos moles no alvéolo de extração, incluindo a gengiva e o periósteo (Dohan Ehrenfest et al., 2009; Mozzati et al., 2017)

Regeneração óssea: O PRF desempenha um papel crucial na regeneração óssea no alvéolo de extração. Os factores de crescimento presentes no PRF estimulam o recrutamento e a diferenciação dos osteoblastos; as células responsáveis pela formação óssea. Isto leva a uma maior densidade e volume ósseos, que são essenciais para uma colocação bem sucedida de implantes dentários. (Toffler et al., 2010; Sohn et al., 2019)

Redução das complicações pós-extração: Foi demonstrado que o PRF reduz as complicações pós-extração, como a dor, o inchaço e a infeção. As moléculas bioactivas do PRF modulam a resposta inflamatória e promovem um ambiente de cicatrização favorável, melhorando assim o conforto do paciente e reduzindo a necessidade de intervenções adicionais. (Lekovic et al., 2009; Pradeep et al., 2012) .[11]

Aplicações clínicas do PRF na cicatrização de alvéolos de extração Colocação imediata de implantes:

O PRF pode ser utilizado em procedimentos de colocação imediata de implantes para melhorar o processo de cicatrização e melhorar a estabilidade do implante. A colocação de PRF no alvéolo de extração promove a cicatrização dos tecidos moles e a regeneração óssea, facilitando a integração do implante dentário. (Del Fabbro et al., 2013; Sharma et al., 2017).

Preservação do rebordo: Após a extração de um dente, o rebordo alveolar sofre reabsorção, levando a uma perda de volume ósseo. O PRF pode ser utilizado em técnicas de preservação do rebordo para minimizar esta perda óssea e manter os contornos naturais do rebordo. Ao preservar o osso alveolar, o PRF cria um ambiente mais favorável para a futura colocação de implantes. (Nizam et al., 2013; Thakkar et al., 2017)

Enxerto de alvéolos: O PRF pode ser combinado com materiais de enxerto ósseo para aumentar o seu potencial regenerativo em procedimentos de enxerto de alvéolos. Os factores de crescimento no PRF estimulam a migração e proliferação de células formadoras de osso, auxiliando na integração e maturação do material de enxerto dentro do alvéolo de extração. (Thorat et al., 2014; Kim et al., 2019).[11]

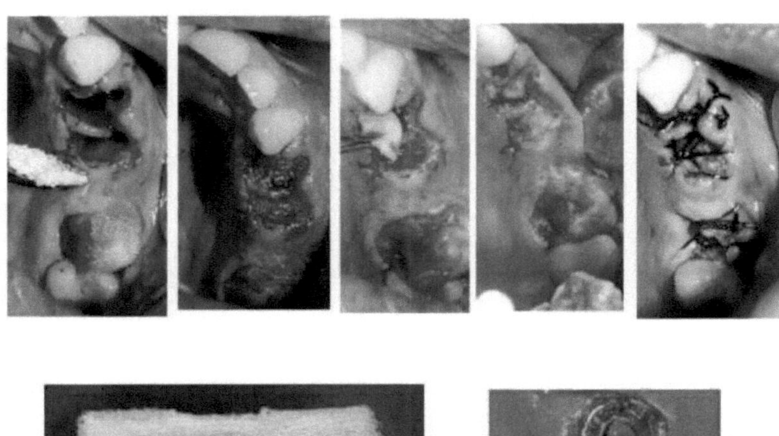

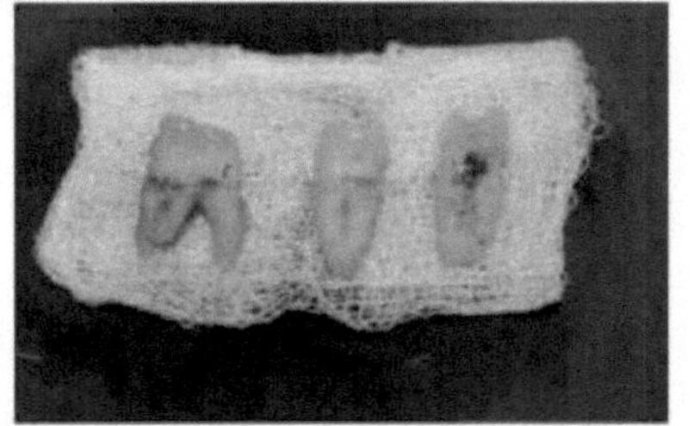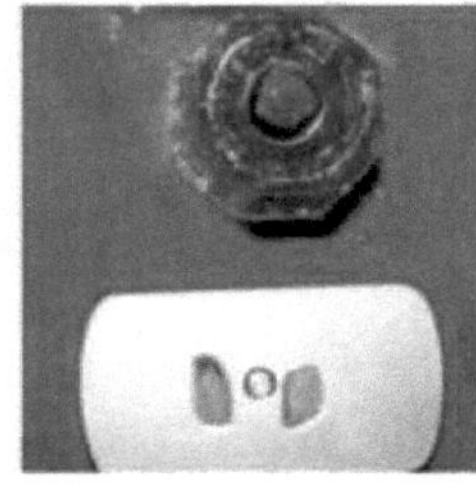

Figura 5: Preservação do alvéolo cirúrgico utilizando fibrina rica em plaquetas e osteoenxerto na Faculdade de Medicina Dentária PMS, Trivandrum, Índia. (Dr. Priyanka N, Dr. Arunima PR, 2024)

Tabela 1: Evidências da literatura para a preservação do alvéolo cirúrgico 12 -29

Author (year)	Type of study	Aim	Outcome measures	Conclusion
Barone *et al.* (2008)	Randomized control trial	To analyze histologically the bone fill between socket preservation using corticocancellous porcine bone and collagen membrane and extraction alone	Plaque index, gingival index, bleeding on probing, horizontal ridge width, vertical ridge width, histologic and histomorphometric analyses	The ridge-preservation group reduced the resorption of hard-tissue ridge after tooth extraction compared to extraction alone
Ten Heggeler *et al.* (2011)	Systematic review	To review the socket preservation therapies in anterior or premolar region as compared to extraction alone and assessed the bone levels between the groups	Alveolar height and width dimensional changes	Socket preservation resulted in greater bone height gain with concurrent width loss
Vignoletti *et al.* (2012)	Systematic review	To evaluate the efficacy of surgical protocols designed for preserving the alveolar ridge after tooth extraction and to evaluate how these techniques affect the placement of dental implants and the final implant-supported restoration	Changes on both the hard and soft tissues (ridge height and/or width) of the alveolar process (mm or %) after tooth extraction	Socket preservation resulted in significantly less vertical and horizontal contraction of the alveolar bone crest. Meta-regression analyses demonstrated a statistically significant difference favoring the flapped subgroup in terms of bone width
De Risi *et al.* (2015)	Systematic review	To evaluate the histological and histomorphometrical data regarding the effect of alveolar ridge preservation procedures compared to spontaneous healing	Bone percentage, connective tissue percentage, residual graft material	No major histological and histomorphometrical statistical differences arose among different procedures or when compared to spontaneous healing
Hauser *et al.* (2013)	Randomised control trial	To assess the use of PRF membranes for socket filling could improve microarchitecture and intrinsic bone tissue quality of the alveolar bone after premolar extraction and to assess the influence of the surgical procedure before implant placement	Micro tomography microarchitecture bone fill and histologic analysis	Microcomputed tomography analysis showed better bone healing with improvement of the microarchitecture in simple extraction and socket filling with PRF. PRF also had a significant effect on intrinsic bone tissue quality and preservation of the alveolar width

Kassim et al. (2014)	Systematic review	To review ridge preservation procedures, investigating whether these techniques improve dental implant treatment outcomes	Healing time assessment and time of implant placement	The delayed healing associated with ridge preservation using socket grafting necessitates a commitment to a delayed placement protocol. The extended treatment time, compromised healing and expense related to ridge preservation suggests a more cautious approach with regard to the indication of such techniques
Willenbacher et al. (2016)	Meta-analysis	To analyze the ridge width and height and histological analysis of alveolar ridge preservation versus extraction alone	Bucco-oral bone width and bone height	Alveolar ridge preservation does not totally stop ridge resorption and it can be prevented compared to extraction alone
Troiano et al. (2018)	Meta-analysis	To compare ridge preservation procedures performed with allogenic/xenogenic grafts and with resorbable membrane versus spontaneous healing after extraction	Horizontal and vertical ridge changes were investigated as primary outcomes and volume changes were measured as secondary outcome	Socket preservation technique can decrease the rate of alveolar ridge horizontal and vertical resorption after with the use of grafts and resorbable membranes
Bassir et al. (2018)	Meta-analysis	To compare natural socket healing after extraction versus ridge preservation	Hard-tissue dimensions both ridge height and width	Alveolar ridge preservation minimises postextraction hard tissue dimension loss. The outcome of these procedures was affected by morphology of extraction sockets, type of wound closure, type of grafting materials, use of barrier membrane, and use of growth factors
Annunziata et al. (2018)	Systematic review	To assess the use of platelet concentrates in ridge preservation	Hard and soft tissue dimensions	Platelet concentrates offers better soft tissue healing and reduces postoperative symptoms. Scientific evidence regarding their potential to improve alveolar bone volume preservation is still scarce

Author (year)	Type of study	Aim	Outcome measures	Conclusion
Corning and Mealey (2019)	Randomised control trial	Histologically compared two biomaterials: freeze dried bone allograft and solvent dehydrated bone allograft following tooth extraction for ridge preservation	Histologic parameters and clinical dimensional change of the alveolar ridge	No significant benefit with the use of either freeze dried bone allograft or solvent dehydrated bone allograft
Galindo-Moreno et al. (2019)	Systematic review	To assess quantitative and qualitative influence of two different factors: Membranes and soft tissue graft influence for the extraction socket preservation	Radiographic measurement, histological assessment and clinical measurement	Membranes had better results compared to soft tissue graft
Lin et al. (2019)	Meta-analysis	To assess the bone healing pattern in natural healing sockets versus PRF alone	Ridge height and width changes osteoblastic activity, and the number of sites	PRF alone in ridge preservation did not provide significant additional benefit when compared to natural healing sockets
Pan et al. (2019)	Systematic review	To preserve the alveolar ridge by using PRF	Postoperative pain, soft-tissue healing, radiographic bone dimensional changes and histologic analysis	PRF offered greater percentages of bone fill
Zhao et al. (2020)	Systematic review and meta-analysis	To assess the effect of DBBM compared with natural socket healing for socket preservation	Histological analysis for percentage of bone formation	There is no additional benefit of using natural socket versus DBBM with regard to postextraction new bone formation

Philip et al. (2021)	Systematic review and meta-analysis	To evaluate the effectiveness of various surgical techniques and biomaterials in esthetic zone compared to normal healing after extraction	Horizontal and vertical ridge dimensional changes	Socket preservation done using bone grafts yielded reduced bone loss in esthetic region without intervention
Chatzopoulos et al. (2022)	Systematic review and meta-analysis	To evaluate the efficacy of dPTFE membranes when used alone or in combination with bone grafting materials for socket preservation	Dimensional changes of the alveolar ridge are analysed using clinical parameters, radiographic microcomputed tomography, histomorphometry for bone density analysis	The use of dPTFE membranes was better than extraction alone in terms of keratinized tissue width and radiographic vertical bone loss
Alrayyes and Al-Jasser (2022)	Systematic review and meta-analysis	To evaluate the effectiveness for the use of PRF in socket and ridge preservation procedures	Dimensional changes of the alveolar ridge are analyzed using clinical parameters and radiographic computed tomography for bone density analysis	The combined technique of using PRF with bone graft and use of PRF alone offered beneficial effect in socket preservation"

REFERÊNCIAS

1. Ebenezer, Elsie Sunitha & Muthu, Jananni & Balu, Pratebha & Kumar, RSaravana. Técnicas de preservação de sockets: Uma visão geral com revisão da literatura. SRM Jornal de Pesquisa em Ciências Odontológicas. 2022;13. 115.

2. Lai, PC., Greenwell, H., Procedimentos de preservação de cristas: Revisão da literatura atual. Curr Oral Health Rep 2020,7, 222-233.

3. Mehdi Garashi, Andrea Klein, BS, Jon B. Suzuki e Diana Bronstein: Técnicas de preservação do rebordo alveolar e da cavidade para terapia com implantes; Decisões em Odontologia. outubro de 2018;4(10):42-46.

4. Negri B, Zuhr O, Fickl S, Rodriguez Ciurana X, Navarro Martinez JM, Mendez Blanco V. Cirurgia de selagem de alvéolos: Utilizações clínicas em implantologia dentária e procedimentos de regeneração óssea guiada para substituição de um único dente na zona estética. Quintessence International. 2016 Feb 1;47(2).

5. Elian N, Cho S, Froum S, Smith RB, Tarnow DP. Uma classificação simplificada do alvéolo e técnica de reparação. Procedimentos Práticos e Medicina Dentária Estética. 2007 Mar 1;19(2):99.

6. Hemalata M, Jayanthi D, Vivekanand L, Shafi GA, Keerti V. Técnica Sandwich de preservação de alvéolos utilizando fator de crescimento concentrado e fosfato tricálcico e uma prótese provisória imediata com um pôntico de dente natural: Um relato de caso. Int J Adv Health Sci. 2016;2:18-25.

7. Fowler EB, Whicker R. Abordagem modificada da técnica de preservação do rebordo Bio-Col: relato de um caso. J Contemp Dent Pract. 2004 Aug 15;5(3):82-96.

8. Cullum DR, Deporter D, editores. Cirurgia de Implante Dentário Minimamente Invasiva. John Wiley & Sons; 2015 Dez 14.

9. Cheng WY. Técnica da membrana de colagénio aberta na preservação de alvéolos. Revista Internacional de Odontologia Estética. 2016 Sep 1;11(3).

10. Krishnakumar, Dhana & Mahendra, Jaideep. Terapia tripla para cirurgia de vedação de soquete: Um relato de caso. Jornal indiano de relatos de casos. 2017, 3. 3437.

11. Barone A, Aldini NN, Fini M, Giardino R, Calvo Guirado JL, Covani U. Xenoenxerto versus extração isolada para preservação do rebordo após remoção dentária: Um estudo clínico e histomorfométrico. J Periodontol 2008;79:1370-7.15.

12. Ten Heggeler JM, Slot DE, Van der Weijden GA. Efeito das terapias de preservação de alvéolos após a extração de dentes em regiões não-molares em humanos: Uma revisão sistemática. Clin Oral Implants Res 2011;22:779-88.16.

13. Vignoletti F, Matesanz P, Rodrigo D, Figuero E, Martin C, Sanz M.

Protocolos cirúrgicos para preservação do rebordo após extração dentária. Uma revisão sistemática. Clin Oral Implants Res 2012;23 Suppl 5:22-38.17.

14. De Risi V, Clementini M, Vittorini G, Mannocci A, De Sanctis M. Técnicas de preservação do rebordo alveolar: Uma revisão sistemática e meta-análise de dados histológicos e histomorfométricos. Clin Oral Implants Res 2015;26:50-68.18.

15. Hauser F, Gaydarov N, Badoud I, Vazquez L, Bernard JP, Ammann P. Avaliação clínica e histológica do preenchimento de alvéolos pós-extração com fibrina rica em plaquetas: Um estudo prospetivo controlado e aleatório. Implant Dent 2013;22:295-303.19.

16. Kassim B, Ivanovski S, Mattheos N. Perspectivas actuais sobre o papel dos procedimentos de preservação do rebordo (alvéolo) no tratamento com implantes dentários na zona estética. Aust Dent J 2014;59:48-56.20.

17. Willenbacher M, Al-Nawas B, Berres M, Kammerer PW, Schiegnitz E. Os efeitos da preservação do rebordo alveolar: Uma meta-análise. Clin Implant Dent Relat Res 2016;18:1248-68.21.

18. Troiano G, Zhurakivska K, Lo Muzio L, Laino L, Cicciu M, Lo Russo L. Combinação de enxerto ósseo e membrana reabsorvível para preservação do rebordo alveolar: Uma revisão sistemática, meta-análise e análise sequencial de ensaios. J Periodontol 2018;89:46-57.22.

19. Bassir SH, Alhareky M, Wangsrimongkol B, Jia Y, Karimbux N. Revisão sistemática e meta-análise dos resultados dos tecidos duros da preservação do rebordo alveolar. Int J Oral Maxillofac Implants 2018;33:979-94.23.

20. Annunziata M, Guida L, Nastri L, Piccirillo A, Sommese L, Napoli C. O papel dos concentrados de plaquetas autólogos na preservação do alvéolo alveolar: Uma revisão sistemática. Transfus Med Hemother 2018;45:195-203.24.

21. Corning PJ, Mealey BL. Preservação do rebordo após extração dentária utilizando aloenxerto ósseo mineralizado liofilizado em comparação com aloenxerto ósseo mineralizado desidratado com solvente: Um ensaio clínico controlado e randomizado. J Periodontol 2019;90:126-33.25.

22. Galindo-Moreno P, Suarez Lopez Del Amo F, Faria-Almeida R, Almeida BL, Astramskaite-Januseviciene I, Barootchi S, et al. A 2ª Academia Báltica de Osteointegração e a Universidade Lituana de Ciências da Saúde Conferência de Consenso 2019. Resumo e declarações de consenso: Grupo II - Métodos de preservação de alvéolos de extração e resultados de colocação de implantes dentários em alvéolos enxertados. J Oral Maxillofac Res 2019;10:e9.26.

23. Lin CY, Chen Z, Pan WL, Wang HL. Effect of platelet-rich fibrin on ridge

preservation in perspective of bone healing: Uma revisão sistemática e meta-análise. Int J Oral Maxillofac Implants 2019;34:845-54.27.

24. Pan J, Xu Q, Hou J, Wu Y, Liu Y, Li R, et al. Efeito da fibrina rica em plaquetas na preservação do rebordo alveolar: Uma revisão sistemática. J Am Dent Assoc 2019;150:766-78.28.

25. Zhao H, Hu J, Zhao L. Análise histológica da preservação de alvéolos utilizando DBBM. Uma revisão sistemática e meta-análise. J Stomatol Oral Maxillofac Surg 2020;121:729-35.29.

26. Philip MR, AlOtaibi S, AlEid B. As taxas de sucesso de várias técnicas cirúrgicas para a preservação de alvéolos na zona estética: Uma revisão sistemática e meta-análise. J Oral Maxillofac Surg Med Pathol 2021;34:91-107.30.

27. Chatzopoulos GS, Koidou VP, Sonnenberger M, Johnson D, Chu H, Wolff LF. Preservação do rebordo pós-extração através da utilização de membranas densas de PTFE: Uma revisão sistemática e meta-análise. J Prosthet Dent. 2022 Apr 8:S0022-3913(22)00151-2.31.

28. Alrayyes Y, Al-Jasser R. Potencial regenerativo da fibrina rica em plaquetas (PRF) na preservação do alvéolo cirúrgico em comparação com as modalidades de tratamento convencionais: Uma revisão sistemática e meta-análise. Tissue Eng Regen Med 2022;19:463-75.

CAPÍTULO - 10

CONCLUSÃO

A reabsorção do rebordo alveolar é um processo fisiológico após a extração e é inevitável. No entanto, pode levar a deficiências ósseas graves no local da extração, afectando o resultado estético do tratamento posterior.

Estas alterações volumétricas nas dimensões do rebordo alveolar também dificultam a colocação de um implante e podem afetar o sucesso do implante colocado.

Por conseguinte, é necessária uma intervenção clínica para prevenir a reabsorção do osso alveolar e a preservação do rebordo. Apesar de terem sido estudados muitos materiais e técnicas para prevenir a reabsorção pós-extração, nenhuma das técnicas atualmente utilizadas é totalmente eficaz.

A utilização de factores de crescimento e de conceitos de engenharia de tecidos está ainda numa fase inicial e, embora promissora, necessita de mais ensaios clínicos antes de poder ser utilizada na prática clínica.

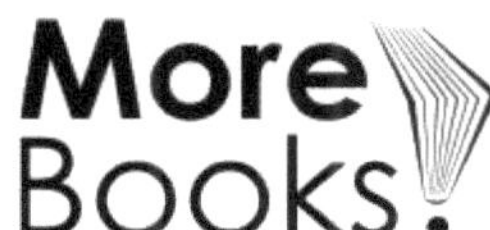

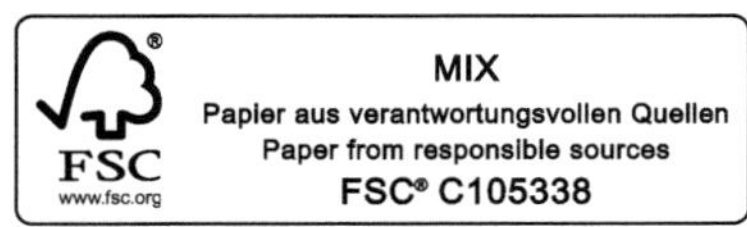

Printed by Books on Demand GmbH, Norderstedt / Germany